Neurofeedback - Das Neurofeedback Buch für Patienten und Therapeuten: Eine Sinfonie der Psyche

Danksagung

Dieses Buch versteht sich als Orientierung und praktischer Leitfaden für Menschen, die sich mit Neurofeedback befassen möchten — sei es aus persönlichem Interesse, aus eigener Betroffenheit oder aus beruflichem Anlass. Es richtet sich damit gleichermaßen an Interessierte, an Patientinnen und Patienten sowie an Fachpersonen, die diese Methode in ihrer Arbeit kennenlernen oder anwenden wollen.

Neurofeedback gehört zu den Verfahren, die in den vergangenen Jahren zunehmend Aufmerksamkeit erhalten haben. Für viele ist es vor allem deshalb interessant, weil es einen therapeutischen Ansatz bietet, der nachvollziehbar, praxisnah und in vielen Fällen eine sinnvolle Ergänzung zu bestehenden Behandlungswegen sein kann. Gerade Menschen, die nach gut begründeten Alternativen oder zusätzlichen Möglichkeiten suchen, stoßen früher oder später auf dieses Thema.

Dieses Buch soll helfen, Neurofeedback besser zu verstehen: was dahintersteht, wo seine Möglichkeiten liegen und wie es sinnvoll eingesetzt werden kann. Es geht nicht darum, Erwartungen künstlich zu steigern, sondern darum, Zusammenhänge verständlich zu machen und Orientierung zu geben.

Mein besonderer Dank gilt den Betroffenen, die mich bei dieser Arbeit unterstützt und ihre Erfahrungen mit mir geteilt haben. Ihre Berichte haben wesentlich dazu beigetragen, dieses Buch näher an die Lebensrealität der Menschen zu bringen, um die es letztlich geht.

Ich hoffe, dass diese Seiten dazu beitragen, Neurofeedback nicht nur besser zu erklären, sondern auch für jene zugänglicher zu machen, die daraus konkreten Nutzen ziehen können.

Hinweis zum Sprachgebrauch

Aus Gründen der Lesbarkeit wurde im Text die männliche Form gewählt, nichtsdestoweniger beziehen sich die Angaben auf Angehörige beider Geschlechter. Betrachten Sie es als selbstverständlich, dass ich gleichermaßen das feminine und alle anderen Geschlechter in meine Überlegungen einbezogen habe. Sollten Abschnitte des Werkes weiterer Erklärung bedürfen, finden Sie im Anhang, eine Literaturaufzählung, mit allen wissenschaftlichen Studien, deren Inhalte in dieses Buch eingeflossen sind.

Was ist Neurofeedback?

Neurofeedback ist ein spezieller Bereich des Biofeedbacks. Im Kern geht es darum, Aktivität im Gehirn sichtbar und in gewissem Maß trainierbar zu machen. Während andere Biofeedback-Verfahren etwa Atmung, Muskelspannung oder Herzfrequenz rückmelden, richtet sich Neurofeedback auf die elektrische Aktivität des Gehirns.

Grundlage dafür ist in der Regel das Elektroenzephalogramm, kurz EEG. Dabei werden Elektroden auf der Kopfhaut angebracht, um die feinen elektrischen Signale des Gehirns zu messen. Diese Signale werden anschließend ausgewertet und in eine Rückmeldung übersetzt, etwa in Form von Tönen, Bildern oder kleinen Animationen. Die Person erhält also nicht einfach abstrakte Messwerte, sondern eine unmittelbare, verständliche Rückmeldung darüber, was im Gehirn gerade geschieht.

Genau darin liegt das Prinzip des Neurofeedbacks: Das Gehirn bekommt Informationen über seine eigene Aktivität und kann darauf reagieren. Vereinfacht gesagt lernt es, bestimmte Aktivitätsmuster eher zu stabilisieren und andere zu verringern. Man kann sich das ein wenig wie ein Training mit Spiegel vorstellen. Wer beim Sport seine Haltung im Spiegel kontrolliert, kann Bewegungen gezielter anpassen. Beim Neurofeedback übernimmt das Feedback diese orientierende Funktion — nur nicht für die Körperhaltung, sondern für neuronale Aktivität.

Während des Trainings lässt sich beobachten, ob sich bestimmte Muster verändern. Auf dieser Grundlage können Intensität, Zielrichtung und Verlauf der Behandlung angepasst werden. Ziel ist es, die Selbstregulation des Gehirns zu unterstützen und dadurch Funktionen wie Aufmerksamkeit, Entspannung oder Stabilität zu verbessern. Neurofeedback arbeitet also nicht mit einem Eingriff von außen, sondern mit Rückmeldung und Lernen. Das ist ein wesentlicher Unterschied. (Marzbani et al., 2016)

Je nach Zielsetzung kommen dabei unterschiedliche Trainingsprotokolle zum Einsatz. Diese beziehen sich auf bestimmte Frequenzbereiche der Hirnaktivität, etwa Alpha-, Theta-, Beta-, Delta- oder Gamma-Aktivität. Teilweise wird auch das Verhältnis einzelner Bereiche zueinander trainiert, zum Beispiel das Beta/Theta- oder das Alpha/Theta-Verhältnis. Welche Form gewählt wird, hängt davon ab, worauf das Training ausgerichtet ist und welche Muster im Einzelfall im Vordergrund stehen.

Die Frequenzbänder

Für das Verständnis von Neurofeedback genügt hier ein kurzer EEG-Blick: Gemessen wird die synchronisierte Aktivität großer kortikaler Zellverbände, die sich als Wellenmuster mit bestimmter Frequenz und Amplitude darstellen lässt. Verschiedene Frequenzbereiche werden mit unterschiedlichen Zuständen und Funktionen in Verbindung gebracht, ohne dass diese Zuordnungen als starre Schubladen zu verstehen wären.

Deltawellen mit weniger als 4 Hertz treten vor allem im tiefen Schlaf auf. Thetawellen im Bereich von 4 bis 8 Hertz werden häufig mit Müdigkeit, Schläfrigkeit, innerem Abschweifen oder auch tieferen Entspannungszuständen verbunden.
Alphawellen zwischen 8 und 13 Hertz zeigen sich typischerweise bei wacher Entspannung — etwa dann, wenn jemand ruhig sitzt, die Augen geschlossen hat und weder angespannt noch stark gefordert ist. Betawellen zwischen 13 und 30 Hertz stehen meist mit Wachheit, aktiver Aufmerksamkeit und geistiger Beteiligung in Zusammenhang. Gammawellen zwischen 30 und 100 Hertz werden unter anderem mit komplexer Informationsverarbeitung und problemlösendem Denken in Verbindung gebracht.

Auch innerhalb dieser Bereiche wird weiter unterschieden. So bezeichnet man niedrige Beta-Frequenzen von etwa 13 bis 15 Hertz oft als sensomotorischen Rhythmus, kurz SMR. Dieser Bereich spielt in vielen Neurofeedback-Anwendungen eine besondere Rolle. Auch Alphawellen werden in der Forschung teils noch feiner untergliedert. Dabei zeigt sich, dass nicht jede Alphawelle dasselbe bedeutet: Niedrigere Alpha-Bereiche werden beispielsweise mit Funktionen des semantischen Gedächtnisses in Verbindung gebracht, also mit jenem Wissensspeicher, in dem allgemeines, über die Lebenszeit erworbenes Wissen verfügbar bleibt. (Schönenberg et al., 2017)

Für das Verständnis von Neurofeedback ist entscheidend: Trainiert wird nicht einfach „mehr" oder „weniger" Gehirnaktivität. Entscheidend ist, welche Aktivität in welchem Zusammenhang auftritt. Ein Zustand, der in einer Situation hilfreich ist, kann in einer anderen unpassend sein. Genau deshalb arbeitet Neurofeedback nicht mit pauschalen Bewertungen, sondern mit gezielter Rückmeldung und differenzierter Beobachtung.

Arten des Neurofeedback-Trainings

Neurofeedback ist kein einheitliches Verfahren, sondern ein Oberbegriff für verschiedene Trainingsformen, die je nach Zielsetzung und Anwendungsbereich unterschiedlich arbeiten. Sie unterscheiden sich vor allem darin, welche Signale erfasst werden, wie das Feedback erzeugt wird und auf welche Prozesse im Gehirn das Training abzielt. Einige Verfahren sind technisch vergleichsweise schlicht, andere deutlich aufwendiger. Für das Verständnis ist vor allem wichtig: Nicht jedes Neurofeedback funktioniert nach demselben Prinzip, auch wenn der Grundgedanke ähnlich bleibt.

Am weitesten verbreitet ist das Frequenz- oder Power-Neurofeedback. Hierbei werden meist zwei bis vier Elektroden auf der Kopfhaut angebracht, weshalb man auch von Oberflächenneurofeedback spricht. Trainiert werden bestimmte Frequenzbereiche der Hirnaktivität, je nachdem, welches Ziel verfolgt wird. Dieses Verfahren wird unter anderem bei Angstzuständen, Schlafproblemen und ADHS eingesetzt. Seine Verbreitung erklärt sich auch daraus, dass es technisch vergleichsweise gut zugänglich und in der praktischen Anwendung etabliert ist.

Eine weitere Form ist das Neurofeedback langsamer kortikaler Potenziale, häufig als SCP-Neurofeedback bezeichnet. Dabei geht es nicht in erster Linie um klassische Frequenzbänder, sondern um sehr langsame Veränderungen der elektrischen Aktivität in der Großhirnrinde. Diese stehen mit der allgemeinen Aktivierbarkeit des Gehirns in Zusammenhang. Das Verfahren wird unter anderem bei ADHS, Migräne und Epilepsie eingesetzt.

Das Niedrigenergie-Neurofeedback-System, bekannt als LENS, verfolgt einen etwas anderen Ansatz. Hier bleibt die behandelte Person in der Regel mit geschlossenen Augen ruhig sitzen, während sehr schwache elektromagnetische Signale moduliert werden. LENS wird unter anderem im Zusammenhang mit ADHS, Angstzuständen, Depressionen, Schlafstörungen, traumatischen Hirnverletzungen, Wutregulation und Fibromyalgie genannt. Gerade an diesem Beispiel zeigt sich, wie breit das Feld des Neurofeedbacks inzwischen geworden ist — und wie wichtig es ist, die einzelnen Verfahren genau voneinander zu unterscheiden.

Beim hämoenzephalographischen Neurofeedback, kurz HEG, steht nicht direkt die elektrische Aktivität des Gehirns im Mittelpunkt, sondern die Durchblutung bestimmter Hirnareale. Das Feedback bezieht sich also auf den zerebralen Blutfluss. HEG wird vor allem im Zusammenhang mit Migräne eingesetzt.

Das Live-Z-Score-Neurofeedback arbeitet mit einem fortlaufenden Abgleich zwischen den aktuell gemessenen EEG-Daten einer Person und normierten Vergleichsdaten. Vereinfacht gesagt wird also laufend geprüft, wie stark bestimmte Werte von statistischen Referenzmustern abweichen. Daraus entsteht ein kontinuierliches Feedback, das im Training genutzt werden kann. Dieses Verfahren wird unter anderem bei Schlafstörungen und ADHS eingesetzt.

Ein technisch anspruchsvolleres Verfahren ist die niedrig auflösende elektromagnetische Tomographie, meist als LORETA bezeichnet. Hier kommen 19 Elektroden zum Einsatz, um nicht nur einzelne Frequenzen, sondern auch Zusammenhänge zwischen verschiedenen Hirnregionen zu erfassen, etwa Kohärenz, Phasenbeziehungen und Leistungswerte. LORETA wird unter anderem bei Zwangsstörungen, Suchterkrankungen und Depressionen eingesetzt.

Noch weiter geht die funktionelle Magnetresonanztomographie, kurz fMRT, sofern sie für Neurofeedback genutzt wird. Dabei basiert das Feedback auf Aktivitätsmustern tiefer liegender Hirnregionen, also auch auf Bereichen unterhalb der Großhirnrinde. Das macht das Verfahren wissenschaftlich besonders interessant, zugleich aber technisch aufwendig und im Alltag deutlich weniger zugänglich als klassische EEG-basierte Ansätze.

Platzierung der EEG-Elektroden

Damit EEG-basiertes Neurofeedback überhaupt möglich ist, müssen die Elektroden an klar definierten Stellen auf der Kopfhaut angebracht werden. Nur so lassen sich die gemessenen Signale sinnvoll einordnen und zwischen verschiedenen Untersuchungen vergleichen. In der Praxis geschieht das meist nach dem sogenannten 10-20-System, einem standardisierten Schema zur Platzierung der Elektroden.

Dieses System orientiert sich an anatomischen Bezugspunkten des Schädels und ordnet die Elektroden bestimmten Bereichen der Großhirnrinde zu. Einige Elektroden dienen dabei als Referenz, während andere die elektrische Aktivität der kortikalen Areale aufzeichnen. Durch diese Standardisierung wird nicht nur die Messung verlässlicher. Sie schafft auch eine gemeinsame Grundlage für Diagnostik, Forschung und Training.

Für Außenstehende wirkt eine EEG-Kappe mit ihren vielen Ableitpunkten oft zunächst technisch und abstrakt. In der Praxis erfüllt sie jedoch einen sehr konkreten Zweck: Sie macht sichtbar, aus welchen Regionen die gemessenen Signale stammen und wie sich Aktivitätsmuster im Verlauf eines Trainings verändern. Genau diese räumliche Zuordnung ist entscheidend, wenn Neurofeedback nicht nur angewendet, sondern auch fachlich sauber verstanden werden soll.

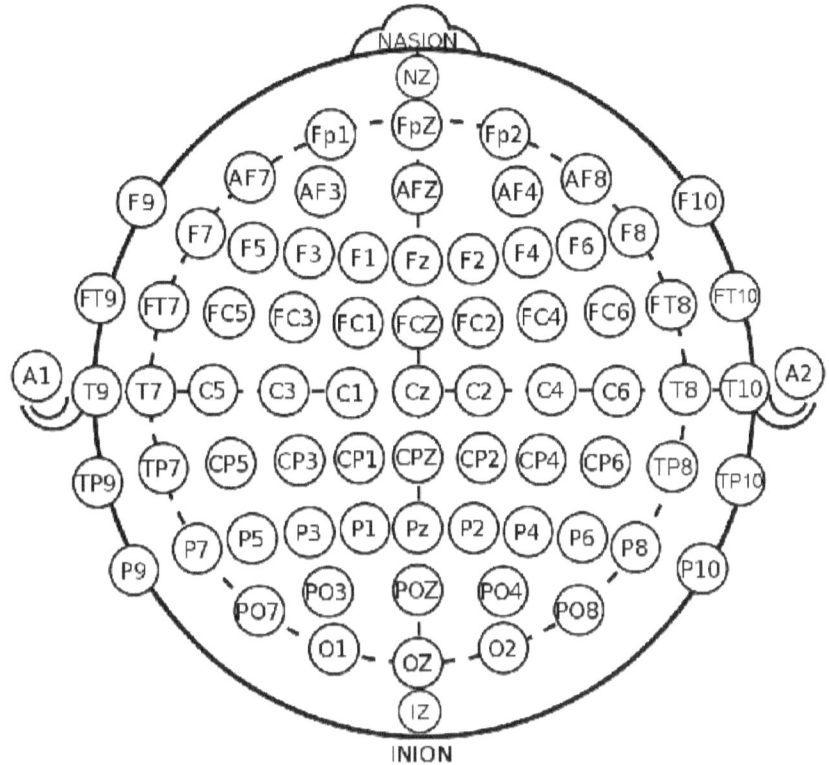

Grafik Copyright bei Brylie Christopher Oxley, CC0, via Wikimedia Commons
https://commons.wikimedia.org/wiki/File:International_10-
20_system_for_EEG-MCN.svg

Die Buchstaben des EEG-Systems bezeichnen die jeweiligen Hirnregionen: F steht für den Frontalbereich, P für den Parietalbereich, T für den Temporalbereich, O für den Okzipitalbereich und C für den Zentralbereich. Die Zahlen kennzeichnen die seitliche Zuordnung. Dabei stehen gerade und ungerade Ziffern für die linke beziehungsweise rechte Hemisphäre. Bezeichnungen wie Pz verweisen auf Positionen entlang der Mittellinie des Schädels, also auf Punkte zwischen Nasion und Inion. FP1 und FP2 markieren den linken und rechten Stirnpol. A1 und A2 bezeichnen die linke und rechte Ohrregion; dort werden häufig Referenz- oder Erdungselektroden angebracht.

Auch wenn moderne Neurofeedback-Systeme teils mit nur einer aktiven Oberflächenelektrode arbeiten, bleibt das Grundprinzip gleich: Gemessen wird nie einfach „das Gehirn insgesamt", sondern immer Aktivität an genau definierten Orten und im Verhältnis zu anderen Messpunkten. Genau diese Präzision ist entscheidend.

Beim Neurofeedback kommen entweder unipolare oder bipolare Elektrodenmontagen zum Einsatz. Bei einer unipolaren Montage erfasst eine aktive Elektrode auf der Kopfhaut das Signal, das anschließend mit einer Referenzelektrode verglichen wird. Die relevante Hirnaktivität ergibt sich also aus der Differenz zwischen beiden Messpunkten. Bei einer bipolaren Montage werden dagegen zwei aktive Elektroden auf dem Schädel angebracht. In diesem Fall wird die Hirnaktivität aus der Differenz der beiden aktiv gemessenen Signale berechnet. Technisch klingt das zunächst abstrakt, praktisch bedeutet es vor allem: Je nach Montage verändert sich, welche Aktivität in den Vordergrund rückt und wie sie interpretiert wird. (Enriquez-Geppert et al., 2019)

Für das Training ist die Platzierung der Elektroden deshalb nicht bloß ein technisches Detail, sondern ein zentraler Wirkfaktor. Bestimmte Frequenzbereiche werden typischerweise mit bestimmten Regionen in Verbindung gebracht. So werden etwa Beta- und niedrige Beta-Aktivitäten häufig in Zusammenhang mit Ableitungen wie C3 und C4 betrachtet, also mit Positionen über der linken beziehungsweise rechten zentralen Hirnregion.

Eine unpassende Platzierung kann das Training spürbar verändern. Was bei korrekter Positionierung die Konzentration unterstützen würde, kann an anderer Stelle unter Umständen eher zu geistiger Ermüdung führen. Man könnte sagen: Neurofeedback ist nicht nur eine Frage dessen, was trainiert wird, sondern auch wo. Gerade darin zeigt sich, wie sorgfältig dieses Verfahren angewendet werden muss. Die Wirkung hängt nicht allein vom Protokoll ab, sondern ebenso von der genauen Ableitung und ihrer fachlich sinnvollen Auswahl.

Elemente des Neurofeedback-Trainings

Neurofeedback kann, vereinfacht gesagt, auf langsamere oder auf schnellere Frequenzbereiche ausgerichtet sein. Welche Trainingsform gewählt wird, hängt davon ab, welche Funktion gestärkt oder reguliert werden soll. Niedrigere Frequenzen wie Alpha- und Theta-Aktivität stehen häufig mit Entspannung, innerer Sammlung und bestimmten Formen ruhiger Aufmerksamkeit in Verbindung. Schnellere Frequenzen, insbesondere aus dem Beta-Bereich, spielen dagegen eher bei Konzentration, kognitiver Organisation und der Hemmung von Ablenkbarkeit eine Rolle.

Auch die praktische Durchführung unterscheidet sich. Trainings mit niedrigeren Frequenzen finden häufig mit geschlossenen Augen statt und werden vor allem bei Erwachsenen eingesetzt. Höherfrequente Protokolle werden dagegen meist mit offenen Augen durchgeführt und kommen sowohl bei Erwachsenen als auch bei Kindern zum Einsatz. Schon daran zeigt sich, dass Neurofeedback kein einheitliches Verfahren ist, sondern ein Feld unterschiedlicher Trainingsansätze, die jeweils auf bestimmte Zustände und Ziele ausgerichtet sind. (Fox et al., 2005)

Behandlungsprotokolle

Behandlungsprotokolle sind die konkreten Formen, in denen Neurofeedback praktisch angewendet wird. Sie legen fest, welche Frequenzbereiche gezielt gefördert, gedämpft oder in ein bestimmtes Verhältnis zueinander gesetzt werden. Erst durch diese Protokolle wird aus dem allgemeinen Prinzip des Neurofeedbacks ein therapeutisch nutzbares Verfahren.

Alpha-Protokoll

Alphawellen werden typischerweise mit einem Zustand wacher Entspannung verbunden. Der Mensch ist dabei nicht schläfrig, sondern ruhig, gesammelt und innerlich weniger angespannt. Viele kennen diesen Zustand aus stillen Momenten, in denen Denken leichter fällt, der Körper lockerer wird und kreative Einfälle eher entstehen. Genau deshalb wird Alpha-Aktivität häufig mit einer ruhigen, angenehmen Stimmung und mit kreativer Offenheit in Verbindung gebracht.

Unter Stress zeigt sich oft das Gegenteil. Wer innerlich unter Druck steht, hat meist wenig Zugang zu Ruhe, Konzentration oder schöpferischer Leichtigkeit. Vor diesem Hintergrund wird verständlich, warum Alpha-Training im

Neurofeedback vor allem auf Entspannung und Regulation abzielt. Auch meditative Zustände gehen häufig mit erhöhter Alpha-Aktivität einher.

Innerhalb bestimmter Frequenzbereiche wird Alpha-Training mit unterschiedlichen Zielsetzungen verbunden. Eine 9-Hz-Stimulation wird etwa im Zusammenhang mit Schmerzlinderung genannt. Frequenzen um 10 Hz sowie in einzelnen Anwendungen auch 30 Hz werden mit der Reduktion von Stress und Angst in Verbindung gebracht. Eine 10,2-Hz-Stimulation wird unter anderem bei Hirnverletzungen sowie zur Unterstützung von Gedächtnis und geistiger Leistungsfähigkeit beschrieben. Besonders häufig wird im Alpha-Protokoll ein Bereich von 7 bis 10 Hz genutzt. Dieser wird vor allem mit Entspannung, Meditation sowie dem Abbau von Stress und Angst assoziiert. Die 10-Hz-Modulation wird zudem mit Tiefenmuskelentspannung, Atemregulation, Schmerzlinderung und einer Senkung der Herzfrequenz in Verbindung gebracht. (Gruzelier, 2008)

Beta-Protokoll

Betawellen stehen vor allem für geistige Wachheit, bewusste Aufmerksamkeit und zielgerichtete Konzentration. Sie spielen eine wichtige Rolle, wenn ein Mensch Informationen ordnet, Probleme löst oder gedanklich bei einer Sache bleibt. Vereinfacht gesagt: Beta-Aktivität gehört zu jenen Zuständen, in denen das Gehirn aktiv, fokussiert und arbeitsfähig ist.

Eine ungünstig ausgeprägte Beta-Aktivität wird mit verschiedenen Beschwerden und Störungsbildern in Zusammenhang gebracht, etwa mit ADHS, Schlaflosigkeit oder depressiven Zuständen. Entsprechend wird Beta-Training genutzt, um Aufmerksamkeit, kognitive Stabilität und mentale Steuerung zu fördern.

Auch hier werden einzelne Frequenzbereiche mit unterschiedlichen Funktionen verknüpft. Eine 12- bis 14-Hz-Stimulation wird zur Verbesserung von Aufmerksamkeit und Konzentration eingesetzt. Der Bereich von 7 bis 9 Hz wird unter anderem mit einer Förderung der Lesefähigkeit in Verbindung gebracht. Frequenzen zwischen 14 und 22 Hz sowie 12 bis 15 Hz spielen in Anwendungen bei Grübeln, Zwangsstörungen, kognitiver Verarbeitung, übermäßigen Sorgen, Alkoholabhängigkeit, Schlaflosigkeit und Rechenleistung eine Rolle. Der Bereich von 12 bis 15 Hz wird außerdem mit dem Abbau von Stress, Angst, Wut und epileptischer Aktivität in Verbindung gebracht. Unter passenden Licht- und Tonbedingungen kann Beta-Training zudem die kognitive Leistungsfähigkeit verbessern und Stress sowie Müdigkeit verringern. (Gruzelier, 2008)

Alpha/Theta-Protokoll

Das Alpha/Theta-Protokoll bewegt sich in einem Übergangsbereich zwischen wacher Bewusstheit und tiefer Entspannung. Es zielt auf einen Zustand, in dem der Mensch innerlich ruhig bleibt, die Aufmerksamkeit sich stärker nach innen richtet und das Gehirn zwischen gelöster Wachheit und schlafnaher Versenkung pendelt.

Gerade deshalb ist dieses Protokoll seit Langem vor allem für seine Rolle bei der Stressreduktion bekannt. Darüber hinaus wird es mit weiteren Anwendungsfeldern in Verbindung gebracht, darunter Sucht, Depression, Angst, Entspannung, Traumaheilung, musikalische Leistungsfähigkeit und Kreativität. Die Frequenzbandbreite liegt meist zwischen 7 und 8,5 Hz. Während der Behandlung bleibt die Person in der Regel mit geschlossenen Augen, das Feedback erfolgt häufig auditiv.

Delta-Protokoll

Deltawellen sind die langsamsten Gehirnwellen. Sie treten vor allem in tiefen Schlafphasen auf, insbesondere im dritten und vierten Schlafstadium. In diesem Bereich steht die Hirnaktivität weniger für geistige Leistung als für Regeneration, körperliche Ruhe und grundlegende Erholung.

Im Neurofeedback wird Delta-Aktivität unter anderem bei Lernstörungen, starken Muskelkontraktionen, Kopfschmerzen und traumatischen Hirnverletzungen beschrieben. Dabei kommen meist Stimulationen im Bereich von 1 bis 3 Hz zum Einsatz. Deltawellen werden zudem mit Schmerzlinderung und erhöhtem Wohlbefinden in Verbindung gebracht. (Reis et al., 2016)

Gamma-Protokoll

Gammawellen bilden den höchsten Frequenzbereich der Hirnaktivität. Sie werden vor allem mit Gedächtnisprozessen, kognitiver Verarbeitung und geistiger Schärfe in Verbindung gebracht. Schnellere Gamma-Rhythmen stehen dabei mit einer höheren Geschwindigkeit des Erinnerungsabrufs in Zusammenhang.

Gamma-Aktivität wird unter anderem im Hippocampus beobachtet, also in jener Hirnregion, die für die Überführung von Kurzzeit- in Langzeitgedächtnisinhalte eine zentrale Rolle spielt. Darüber hinaus werden Gammawellen auch bei Spasmen, Krampfanfällen und anderen plötzlich auftretenden Anfällen beschrieben. Im Rahmen des Neurofeedbacks gilt das Gamma-Protokoll als bedeutsam für Problemlösefähigkeit, Kognition, mentale

Klarheit und allgemeine Gehirnaktivität. Ihm wird außerdem zugeschrieben, die Häufigkeit von Migräneanfällen zu senken und die Geschwindigkeit der Informationsverarbeitung zu erhöhen.

Theta-Protokoll

Thetawellen werden mit Emotionen, Schlafnähe, Gedächtnis, Hypnose, Kreativität und Meditation in Verbindung gebracht. Sie treten auch in der ersten Schlafphase auf, also in jenem Bereich zwischen Wachheit und beginnendem Schlaf, in dem die äußere Aufmerksamkeit bereits nachlässt, innere Bilder und Gedanken aber oft noch deutlich präsent sind.

Das Theta-Protokoll wird im Neurofeedback vor allem bei emotionalen Störungen, ADHS, Tagträumen, Ängsten, Depressionen und erhöhter Ablenkbarkeit eingesetzt. Es richtet sich damit auf Zustände, in denen emotionale Regulation, Aufmerksamkeit und innere Steuerung aus dem Gleichgewicht geraten sind.

Klinische Anwendungen

Abweichungen in der Struktur oder Funktion des Gehirns werden häufig mit verminderter geistiger Leistungsfähigkeit und einer eingeschränkten Lebensqualität in Verbindung gebracht. Vor diesem Hintergrund hat Neurofeedback in der klinischen Praxis Aufmerksamkeit gewonnen. Es wird bei verschiedenen Störungen und Krankheitsbildern eingesetzt, um Selbstregulation zu fördern und neuronale Aktivitätsmuster gezielt zu beeinflussen.

Entscheidend ist dabei jedoch ein nüchterner Blick: Neurofeedback ist kein Allheilmittel, sondern ein Verfahren mit klar umrissenen Anwendungsbereichen, unterschiedlichen Protokollen und je nach Störungsbild unterschiedlich guter Evidenz. Gerade deshalb ist es wichtig, nicht nur die Technik zu betrachten, sondern auch die klinische Fragestellung, das konkrete Trainingsziel und die fachgerechte Anwendung.

Aufmerksamkeitsdefizit-Hyperaktivitätsstörung (ADHS)

ADHS zählt zu den am häufigsten diskutierten Anwendungsfeldern des Neurofeedbacks. Im Vordergrund stehen Schwierigkeiten mit Aufmerksamkeit, Impulskontrolle und Verhaltenssteuerung, die häufig mit frontalen Regulationsmustern und einem erhöhten Theta/Beta-Verhältnis in Verbindung gebracht werden.

Neurofeedback zielt hier darauf, die Selbstregulation zu verbessern und Konzentration sowie Impulskontrolle zu stabilisieren. Welche Protokolle dabei eingesetzt werden und wie die Evidenzlage zu bewerten ist, wird im späteren ADHS-Kapitel ausführlich dargestellt.

Schlafstörungen

Auch bei Schlafstörungen, insbesondere bei Insomnie, wird Neurofeedback als nichtmedikamentöser Ansatz beschrieben. Ziel ist es nicht, Schlaf direkt zu erzeugen, sondern jene Aktivitätsmuster günstiger zu regulieren, die mit Wachheit, Anspannung und Einschlafen zusammenhängen.

Je nach Zielsetzung kommen unterschiedliche Frequenzbereiche zum Einsatz, etwa SMR-nahe Trainings zur Stabilisierung der Schlaf-Wach-Regulation. Die Zusammenhänge zwischen SMR, Schlafspindeln und Gedächtnis werden später noch gesondert vertieft.

Lernbehinderungen

Auch bei Lernstörungen wie Legasthenie und Dyskalkulie wird Neurofeedback als ergänzender Ansatz diskutiert. Im Zentrum steht die Frage, ob sich Aufmerksamkeits-, Verarbeitungs- und Lernprozesse durch gezielte Selbstregulation günstig beeinflussen lassen.

Beschrieben werden unter anderem Protokolle, die mit Veränderungen der Alpha-Aktivität verbunden sind. Die klinische Einordnung dieser Anwendungen wird im späteren Überblick zu den Krankheitsbildern erneut aufgegriffen.

Süchte

Auch im Bereich von Suchterkrankungen wird Neurofeedback als ergänzende Maßnahme beschrieben. Im Vordergrund stehen dabei Craving, Impulsivität und die Regulation belastender innerer Zustände, nicht eine isolierte Behandlung einzelner Symptome.

Anwendungen werden sowohl für substanzgebundene als auch für Verhaltenssüchte berichtet. Die Verbindung zu Alpha/Theta-Protokollen und zur klinischen Praxis wird später noch einmal genauer aufgegriffen.

Maximalleistung

Neurofeedback wird nicht nur im klinischen Bereich genutzt, sondern auch dort, wo Menschen ihre Leistungsfähigkeit gezielt optimieren möchten. Im

Spitzensport, in der Chirurgie, in der Musik oder in anderen Hochleistungsfeldern zeigt sich immer wieder, dass Spitzenleistung nicht allein eine Frage von Talent oder Training ist. Entscheidend ist oft auch die Fähigkeit, unter Druck ruhig, fokussiert und präzise zu bleiben.

Genau an diesem Punkt setzt Neurofeedback im Bereich der Maximalleistung an. Es nutzt bekannte Muster der Hirnaktivität, die mit Konzentration, Selbstregulation und psychomotorischer Stabilität in Verbindung gebracht werden, um diese Zustände gezielt zu trainieren. Ziel ist nicht bloß mehr Leistung im abstrakten Sinn, sondern eine bessere Steuerung unter realen Anforderungen: klarer Fokus, stabilere Selbstregulation, mehr Selbstvertrauen und eine insgesamt verlässlichere Performance.

Autistische Spektrumsstörung (ASS)

Auch bei Autismus-Spektrum-Störungen wird Neurofeedback als möglicher ergänzender Ansatz diskutiert. Im Fokus stehen dabei vor allem Reizverarbeitung, Aufmerksamkeit, emotionale Stabilität und bestimmte Muster der neuronalen Regulation.

In der Literatur werden unter anderem Auffälligkeiten in Beta-, Delta- und Theta-Bereichen beschrieben. Wie diese Befunde klinisch einzuordnen sind und welche Grenzen die Übertragbarkeit hat, wird im späteren Krankheitsblock erneut behandelt.

Epilepsie

Bei Epilepsie wird Neurofeedback vor allem als ergänzender Ansatz für Fälle beschrieben, in denen eine vollständige Anfallskontrolle schwierig bleibt. Besonderes Interesse gilt dabei dem Training des sensomotorischen Rhythmus (SMR), das mit einer besseren neuronalen Stabilisierung in Verbindung gebracht wird.

Neurofeedback ersetzt die etablierte Behandlung nicht, kann aber in ausgewählten Fällen als Zusatzverfahren betrachtet werden. Die historische Entwicklung des SMR-Trainings und der Bezug zur Epilepsie werden später ausführlicher erläutert.

Depression

Auch bei Depressionen wird Neurofeedback als möglicher Ansatz zur Unterstützung emotionaler Regulation beschrieben. Dabei geht es nicht um ein einheitliches EEG-Muster, sondern um differenzierte funktionelle Auffälligkeiten, die je nach Symptomatik unterschiedlich bewertet werden müssen.

Beschrieben werden unter anderem Protokolle mit Alpha-, Theta- oder Beta-Bezug. Die spezifischen Modelle und Protokolle für depressive Symptomatik werden später noch gesondert dargestellt.

Angstzustände

Angstzustände gehen häufig mit erhöhter körperlicher Aktivierung und eingeschränkter Selbstregulation einher. Neurofeedback wird hier vor allem mit dem Ziel diskutiert, Entspannung, Beruhigung und die Wahrnehmung physiologischer Zustände zu unterstützen.

In der Literatur wird besonders Alpha-Training erwähnt; ergänzend spielt auch Biofeedback, etwa über Muskelspannung, eine Rolle. Die klinische Einordnung von Angst als Anwendungsfeld wird später erneut aufgenommen.

Schmerzmanagement

Schmerz ist weit mehr als ein reines Signal einer Verletzung. Vor allem bei chronischen Schmerzen verändert sich häufig auch die Art, wie das Gehirn Schmerzreize verarbeitet. Der somatosensorische Kortex, also jener Bereich, der für die Wahrnehmung und Einordnung körperlicher Empfindungen eine zentrale Rolle spielt, kann dabei funktionell verändert sein.

Neurofeedback setzt an dieser veränderten Verarbeitung an. Es soll Menschen dazu befähigen, ihr Schmerzempfinden besser selbst zu regulieren. Das bedeutet nicht, dass Schmerz einfach verschwindet. Wohl aber kann sich der Umgang mit Schmerz verändern, ebenso die Intensität, mit der er erlebt wird.

Gerade bei chronischen Schmerzsyndromen ist dies von Bedeutung. Wer über lange Zeit unter Schmerzen leidet, erlebt oft nicht nur körperliche Belastung, sondern auch Erschöpfung, Anspannung und das Gefühl, dem eigenen Körper ausgeliefert zu sein. Neurofeedback kann hier dazu beitragen, wieder mehr Einfluss auf die eigene Wahrnehmung und Regulation zu gewinnen. Das Training relevanter Hirnareale ist deshalb ein wichtiger Bestandteil eines umfassenderen Verständnisses von Schmerzbehandlung.

Neurofeedback ist ein Verfahren, das Menschen dabei unterstützen soll, ihre Hirnaktivität bewusster zu regulieren. Grundlage ist meist das EEG, mit dem elektrische Aktivitätsmuster des Gehirns gemessen und in eine verständliche Rückmeldung übersetzt werden. Auf diese Weise erhält das Gehirn gewissermaßen Informationen über sich selbst — und kann lernen, auf diese Informationen zu reagieren.

Damit dieses Training sinnvoll funktioniert, müssen die Elektroden an geeigneten Stellen der Kopfhaut platziert werden. Je nach Anordnung unterscheidet man zwischen unipolaren und bipolaren Montagen. Auch die Wahl des Protokolls ist entscheidend. Zum Einsatz kommen unter anderem Alpha-, Beta-, Theta-, Delta-, Gamma- sowie Alpha/Theta-Protokolle, die jeweils auf unterschiedliche Frequenzbereiche und funktionelle Zustände des Gehirns bezogen sind.

Die klinischen Anwendungsfelder sind breit und reichen von ADHS, Angstzuständen, Depressionen und Schlafstörungen über Lernstörungen, Suchterkrankungen und Schmerzsyndrome bis hin zu Epilepsie und Autismus-Spektrum-Störungen. Gerade diese Vielfalt macht jedoch einen nüchternen Blick notwendig: Neurofeedback ist kein universelles Heilverfahren, sondern ein differenzierter Ansatz, dessen Nutzen von der richtigen Indikation, dem passenden Protokoll und einer fachgerechten Durchführung abhängt.

In seinem Kern bleibt das Verfahren dennoch bemerkenswert einfach: Es beruht auf der Fähigkeit des Gehirns, aus Rückmeldung zu lernen. Und genau darin liegt seine eigentliche Stärke.

Aufgaben des Gehirns: eine kurze Einführung in die Anatomie

Das menschliche Gehirn lässt sich grob in drei große Bereiche gliedern: **Großhirn, Kleinhirn und Hirnstamm**. Diese Einteilung ist einfach, aber hilfreich. Sie schafft eine erste Orientierung in einem Organ, dessen Leistungen nur verständlich werden, wenn man seine Struktur zumindest in Grundzügen kennt.

Das **Großhirn** besteht aus zwei Hemisphären. Im Inneren liegt die weiße Substanz, außen die graue Substanz, die als **Großhirnrinde** bezeichnet wird. Diese Rinde ist weiter in **Frontal-, Parietal-, Temporal- und Okzipitallappen** gegliedert. Das **Kleinhirn** besitzt ebenfalls eine rechte und eine linke Hemisphäre. Es besteht aus tief gelegenen Kleinhirnkernen und einer äußeren grauen Substanz, der **Kleinhirnrinde**, die sich in Granular-, Purkinje- und Molekularschichten unterteilen lässt. Über die **Kleinhirnstiele** ist das Kleinhirn mit verschiedenen Teilen des Hirnstamms verbunden. Es spielt eine zentrale Rolle für **Körperhaltung, Gleichgewicht und die Koordination motorischer Aktivitäten**.

Der **Hirnstamm** liegt zwischen Rückenmark und Großhirn. Er umfasst **Medulla oblongata, Pons und Mittelhirn**. Schon diese Grundgliederung zeigt: Das Gehirn ist kein einheitlicher Block, sondern ein hoch differenziertes System, in dem spezialisierte Bereiche eng zusammenarbeiten. (Herbet & Duffau, 2020)

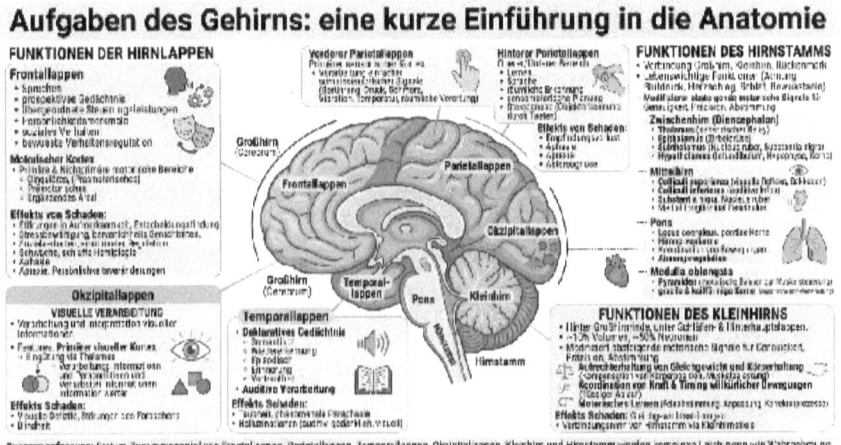

Exkurs: Funktionen des Frontallappens

Der **Frontallappen** ist der größte Lappen des Gehirns und liegt im vorderen Bereich der Großhirnhemisphären. Er ist unter anderem an **Sprache, Sprechen, prospektivem Gedächtnis und übergeordneten Steuerungsleistungen** beteiligt. Darüber hinaus wird er eng mit **Persönlichkeitsmerkmalen, sozialem Verhalten und bewusster Verhaltensregulation** in Verbindung gebracht.

Schädigungen des Frontallappens oder des präfrontalen Kortex können deshalb weitreichende Folgen haben. Sie betreffen nicht nur Aufmerksamkeit und Entscheidungsfindung, sondern oft auch den Umgang mit Stress, das Sozialverhalten sowie die emotionale Regulation. Manche Veränderungen wirken im Alltag besonders einschneidend, weil sie nicht allein kognitive Leistungen betreffen, sondern die Art, wie ein Mensch reagiert, plant und mit anderen in Beziehung tritt.

Zum Frontallappen gehören auch zentrale motorische Areale. Der motorische Kortex lässt sich in **primäre** und **nichtprimäre motorische Bereiche** unterteilen. Zu letzteren zählen unter anderem das **cinguläre motorische Areal**, der **prämotorische Kortex** und das **ergänzende motorische Areal**. Läsionen in diesen Regionen können sich in **Schwäche, schlaffer Hemiplegie, Aphasie, Apraxie und Persönlichkeitsveränderungen** äußern.

Funktionen des Parietallappens

Der **Parietallappen** liegt oberhalb und hinter dem Frontal- und Temporallappen. Er ist wesentlich an der Verarbeitung körperbezogener Sinnesinformationen beteiligt. Man unterscheidet grob zwischen einem **vorderen** und einem **hinteren Parietallappen**.

Der **vordere Parietallappen** umfasst den **primären sensorischen Kortex**. Er empfängt sensorische Informationen, die über den Thalamus weitergeleitet werden, und verarbeitet einfache somatosensorische Signale wie **Berührung, Druck, Schmerz, Vibration, Temperatur und räumliche Verortung**.

Der **hintere Parietallappen** gliedert sich in einen oberen und einen unteren Bereich. Der **obere Parietallappen** enthält den somatosensorischen Assoziationskortex und steht mit motorischer Handlungsplanung sowie anderen Funktionen höherer Ordnung in Verbindung. Der **untere Parietallappen** enthält den **sekundären somatosensorischen Kortex**. Diese Region empfängt somatosensorische Informationen aus dem Thalamus und aus dem kontralateralen sekundären somatosensorischen Kortex und integriert sie mit **visuellen, auditiven und weiteren Modalitäten**.

Zu den Funktionen des inferioren Parietallappens zählen **Lernen, Sprache, räumliche Erkennung, sensomotorische Planung und Stereognose**. Mit Stereognose ist die Fähigkeit gemeint, einen Gegenstand allein anhand von Merkmalen wie **Form, Gewicht oder Größe** zu erkennen. Läsionen des Parietallappens können sich daher in **Empfindungsverlust, Aphasie, Apraxie und Astereognose** äußern. (Choo et al., 2020)

Funktionen des Okzipitallappens

Der **Okzipitallappen** liegt in der hintersten Region des Gehirns. Er ist der kleinste der vier Großhirnlappen und befindet sich hinter dem Temporal- und Parietallappen. Seine Hauptaufgabe besteht in der **Verarbeitung und Interpretation visueller Informationen**.

Der **primäre visuelle Kortex** im Okzipitallappen empfängt visuellen Input, der über den Thalamus weitergeleitet wird. Von dort aus werden die Informationen weiterverarbeitet und an andere Hirnregionen übermittelt, etwa an den unteren Temporallappen. Sehen ist damit kein bloßes Registrieren von Reizen. Es ist ein mehrstufiger Verarbeitungsprozess, bei dem das Gehirn aus Lichtsignalen sinnvolle Wahrnehmung formt.

Läsionen des Okzipitallappens können daher zu **visuellen Defiziten** führen, darunter **Störungen des Farbsehens bis hin zur vollständigen Blindheit**. (Choo et al., 2020)

Funktionen des Temporallappens

Der **Temporallappen** liegt hinter dem Frontallappen und unterhalb des Parietallappens. Er besitzt eine **laterale** und eine **mediale Oberfläche** und ist besonders eng mit dem **deklarativen Gedächtnis** verbunden. Dazu zählen verschiedene Gedächtnisformen wie **semantisches Gedächtnis, Wiedererkennungsgedächtnis, episodisches Gedächtnis, Erinnerung und Vertrautheit**.

Diese Region ist damit zentral für die bewusste Speicherung und den Abruf von Wissen und Erlebnissen. Sie trägt dazu bei, dass Bekanntes als bekannt erkannt und Erlebtes in einen Zusammenhang eingeordnet werden kann.

Läsionen des Temporallappens können sich unter anderem in **Taubheit, phänomenaler Paraphasie und Halluzinationen** äußern, die auditiv, gedanklich oder visuell erlebt werden können.

Funktionen des Hirnstamms

Der **Hirnstamm** bildet die Verbindung zwischen Großhirn, Kleinhirn und Rückenmark. Er ist für lebenswichtige Funktionen zuständig, darunter **Atmung, Blutdruck, Herzschlag, Schlaf und Bewusstsein**. Seine graue Substanz umfasst die **Hirnstammkerne**, während die weiße Substanz die Leitungsbahnen enthält, über die Informationen weitergegeben werden.

Im vorliegenden Zusammenhang werden von oben nach unten folgende Strukturen aufgeführt: **Zwischenhirn, Mittelhirn, Pons und Medulla oblongata**.

Das **Zwischenhirn** schließt nach oben an das Großhirn und nach unten an das Mittelhirn an. Es umgibt den **dritten Ventrikel** und umfasst **Thalamus, Epithalamus, Subthalamus und Hypothalamus**. Der Epithalamus besteht unter anderem aus der **hinteren Kommissur**, der **Habenularkommissur** und der **Zirbeldrüse**. Der Subthalamus stellt eine obere Fortsetzung des Mittelhirntegmentums dar und umfasst unter anderem den **Nucleus ruber**, die **Substantia nigra** und den **Nucleus subthalamicus**. Zum Hypothalamus gehören das **Infundibulum**, die **Hypophyse**, die **Hypothalamuskerne** und die **Mammillarkörper**. Der **Thalamus** flankiert den dritten Ventrikel und leitet sensorische Informationen an die jeweils zuständigen Gehirnbereiche weiter. (Choo et al., 2020)

Das **Mittelhirn** liegt zwischen Pons und Diencephalon. Es enthält den **Aquaeductus cerebri**, der den dritten und vierten Ventrikel miteinander verbindet. Die **oberen Colliculi** sind an visuellen Reflexen beteiligt, darunter auch an sakkadischen Augenbewegungen. Die **unteren Colliculi** dienen der Verarbeitung auditiver Informationen. Darüber hinaus umfasst das Mittelhirn die **Substantia nigra**, den **Nucleus ruber** und den **Nucleus dorsalis raphe**. Die Substantia nigra wirkt zusammen mit den Basalganglien an der Regulation motorischer Aktivität mit. Der Nucleus ruber ist ebenfalls an Bewegungsabläufen beteiligt und mit dem Kleinhirn verbunden. Der **mediale longitudinale Fasciculus** spielt eine wichtige Rolle bei der **Koordination der Augenbewegungen**.

Die **Pons** liegt zwischen Mittelhirn und Medulla oblongata. Vorderseitig steht sie mit der **Arteria basilaris**, rückseitig mit dem **vierten Ventrikel** in Beziehung. Sie umfasst unter anderem den **Locus coeruleus**, pontine Kerne und Hirnnervenkerne. Der Locus coeruleus produziert **Noradrenalin** und ist mit dem **retikulären aktivierenden System** verbunden. Die pontinen Kerne sind an der **Koordination von Bewegungen** und an der **Regulation der Atmung** beteiligt.

Die **Medulla oblongata** bildet den Übergang zwischen Pons und Rückenmark. In ihrem vorderen Bereich liegen die **Pyramiden**, die motorische Fasern vom motorischen Kortex zum Rückenmark leiten und damit an der Steuerung von Muskelkontraktionen beteiligt sind. Die **gracilen** und **keilförmigen Kerne** der Medulla oblongata dienen der Weiterleitung sensorischer Informationen an höhere Zentren. (Ackerman, 2022)

Funktionen des Kleinhirns

Das **Kleinhirn** liegt hinter der Großhirnrinde und unterhalb der Schläfen- und Hinterhauptslappen. Obwohl es nur etwa **10 Prozent des gesamten Hirnvolumens** ausmacht, enthält es ungefähr **50 Prozent der Neuronen** des Gehirns. Schon diese Relation macht deutlich, wie bedeutend seine Rolle ist.

Das Kleinhirn erzeugt keine motorischen Befehle im engeren Sinne. Seine Aufgabe besteht vielmehr darin, die von absteigenden Bahnen übertragenen motorischen Signale so zu **modifizieren**, dass Bewegungen **genauer, präziser und besser abgestimmt** ausgeführt werden. Gerade darin liegt seine besondere Bedeutung. Es sorgt nicht dafür, dass Bewegung überhaupt möglich ist, sondern dafür, dass sie koordiniert und angepasst verläuft. (Ackerman, 2022)

Zu den wichtigsten Funktionen des Kleinhirns gehören die **Aufrechterhaltung von Gleichgewicht und Körperhaltung**. Es kompensiert Veränderungen der Körperposition oder der Muskelbelastung und moduliert dadurch motorische Abläufe fortlaufend. Eine Schädigung des Kleinhirns kann sich deshalb als **Gleichgewichtsstörung** äußern.

Darüber hinaus erleichtert das Kleinhirn die **Koordination von Kraft und Timing willkürlicher Bewegungen**. Es trägt dazu bei, dass Körper- und Gliedmaßenbewegungen flüssig und abgestimmt verlaufen. Zugleich spielt es eine zentrale Rolle beim **motorischen Lernen**. Es ist wesentlich an der Feinabstimmung und Anpassung motorischer Programme beteiligt und unterstützt jene Korrekturprozesse, die auf Wiederholung, Rückmeldung und Versuch-und-Irrtum beruhen. Viele präzise Bewegungen des Alltags und des Trainings wären ohne diese Funktion nicht möglich.

Die vorangehenden Abschnitte zeigen vor allem eines: Das Gehirn ist kein einheitliches Organ, sondern ein Verbund hochspezialisierter Bereiche. Frontallappen, Parietallappen, Temporallappen, Okzipitallappen, Hirnstamm und Kleinhirn erfüllen unterschiedliche Aufgaben, die erst im Zusammenspiel Wahrnehmung, Bewegung, Sprache, Gedächtnis und Verhaltenssteuerung ermöglichen.

Woraus besteht das Gehirn?

Das zentrale Nervensystem, kurz **ZNS**, besteht aus einer kaum vorstellbaren Zahl von Nervenzellen. Häufig ist von rund **100 Milliarden Neuronen** die Rede. Schon diese Größenordnung macht deutlich, mit welcher Komplexität das Gehirn arbeitet. Dennoch beruht seine Leistung nicht allein auf der Zahl seiner Zellen, sondern vor allem auf ihrer Organisation, ihrer Spezialisierung und ihrer Fähigkeit, miteinander zu kommunizieren.

Arten von Neuronen

Neuronen sind die grundlegenden Funktionseinheiten des Nervensystems. Sie besitzen einen Zellkörper, auch **Perikaryon** genannt, der einen meist blass erscheinenden Zellkern und einen deutlich sichtbaren Nukleolus enthält. Vom Zellkörper gehen verschiedene Fortsätze aus, insbesondere **Axone** und **Dendriten**. Über diese Strukturen nehmen Neuronen Informationen auf, verarbeiten sie und leiten sie weiter.

Im Zellkörper finden sich außerdem sogenannte **Nissl-Körperchen**, also Ansammlungen des rauen endoplasmatischen Retikulums. Sie sind ein Hinweis auf die hohe Stoffwechselaktivität dieser Zellen. Neuronen unterscheiden sich je nach Region des Gehirns und Rückenmarks in Form, Größe und Aufbau teils erheblich. Auch die Frage, ob ein Neuron **myelinisiert** oder **unmyelinisiert** ist, hat funktionelle Bedeutung, weil sie beeinflusst, wie schnell elektrische Signale weitergeleitet werden.

Die Kommunikation zwischen Neuronen erfolgt über **Neurotransmitter**. Dabei handelt es sich um chemische Botenstoffe, die als Reaktion auf einen Reiz freigesetzt werden und Signale von einer Nervenzelle zur nächsten übertragen. Der spezialisierte Kontaktbereich zwischen zwei Neuronen heißt **Synapse**. Hier wird entschieden, ob und wie ein Nervenimpuls weitergegeben wird. Gerade an diesen unscheinbaren Übergängen zeigt sich ein Grundprinzip des Gehirns: Seine Leistung entsteht nicht nur in einzelnen Zellen, sondern vor allem in den Verbindungen zwischen ihnen. (Enache et al., 2012)

Neurale Stammzellen

Neben ausgereiften Nervenzellen gibt es im Nervensystem auch **neurale Stammzellen**, kurz **NSZ**. Sie spielen eine zentrale Rolle in der Entwicklung des zentralen Nervensystems, weil aus ihnen im Verlauf der Entwicklung verschiedene Zelltypen hervorgehen. Mit dem Übergang zum erwachsenen

Gehirn nimmt ihre Zahl jedoch deutlich ab, und ihr Vorkommen beschränkt sich auf bestimmte Regionen.

Experimentelle Befunde weisen darauf hin, dass **Neurogenese**, also die Neubildung von Nervenzellen aus Vorläufer- oder Stammzellen, auch im erwachsenen Gehirn möglich ist. Beschrieben wurde sie unter anderem in den **Seitenventrikeln**, im **Gyrus dentatus** und im **Hippocampus**. Diese Beobachtungen sind wissenschaftlich besonders interessant, weil sie auf ein grundsätzliches Potenzial zur Regeneration hinweisen. Daraus ergibt sich die Hoffnung, neurale Stammzellen künftig stärker für die Reparatur von Nervengewebe zu nutzen, das durch Verletzung oder Erkrankung geschädigt wurde.

Bei erwachsenen Nagetieren werden neurale Stammzellen unter anderem mit **Geruchsfunktion** und **Lernen** in Verbindung gebracht. Zugleich zeigt sich, dass die adulte Neurogenese kein stabiler, von außen unbeeinflusster Prozess ist. Sie verändert sich unter dem Einfluss von Erkrankungen wie **Schlaganfall, Depression, Verletzungen und Epilepsie**.

Auch das **Altern** wirkt sich auf diesen Prozess aus. Mit zunehmendem Alter nimmt die Effizienz der adulten Neurogenese ab. Als mögliche Ursachen werden unter anderem altersbedingte Veränderungen peripherer Immunzellen sowie bestimmter im Blut zirkulierender Faktoren diskutiert. Das macht deutlich, dass die Fähigkeit des Gehirns zur Erneuerung nicht isoliert betrachtet werden kann. Sie steht vielmehr in enger Beziehung zum Gesamtzustand des Organismus.

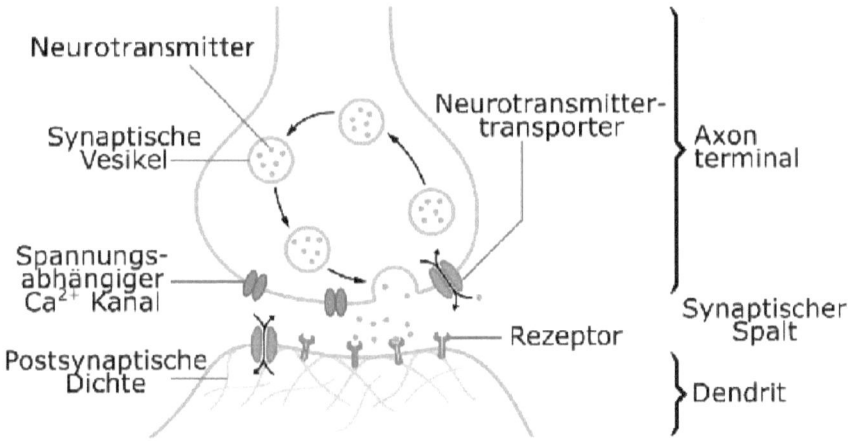

Grafik Copyright bei Thomas Splettstoesser (www.scistyle.com), CC BY-SA 4.0, via Wikimedia Commons
https://commons.wikimedia.org/wiki/File:SynapseSchematic_de.svg

Die Entdeckung des Elektroenzephalogramms

Das Elektroenzephalogramm, kurz EEG, ist ein zentrales Verfahren zur Erfassung der elektrischen Aktivität des Gehirns. Es dient nicht nur der neurologischen Diagnostik, sondern auch der Einschätzung von Bewusstseins- und Gesundheitszuständen. Damit gehört es zu den wichtigsten Instrumenten, wenn es darum geht, neuronale Prozesse von außen sichtbar zu machen.

Bei einer EEG-Ableitung werden Elektroden auf der Kopfhaut platziert. Sie erfassen die elektrischen Potenziale, die durch die Aktivität von Nervenzellen in der Großhirnrinde entstehen. Gemessen werden dabei nicht einzelne Neuronen, sondern die summierte Aktivität vieler Zellen innerhalb eines kortikalen Bereichs.

Von besonderer Bedeutung sind dabei die Pyramidenzellen der Großhirnrinde. Sie tragen wesentlich zu jenen elektrischen Signalen bei, die im EEG registriert werden können. Diese Zellen erzeugen erregende und hemmende postsynaptische Potenziale. Erst durch deren räumliche und zeitliche Summation entstehen jene positiven oder negativen Auslenkungen, die sich im EEG als messbare Kurven darstellen.

Gerade darin liegt die besondere Aussagekraft des EEG: Es bildet nicht einfach „Hirnströme" im allgemeinen Sinn ab, sondern macht sichtbar, wie sich die Aktivität großer neuronaler Verbände in geordneter Form nach außen darstellen lässt. Was auf dem Papier oder dem Bildschirm wie eine schlichte Wellenlinie erscheint, ist in Wirklichkeit Ausdruck hochkomplexer Vorgänge in der Großhirnrinde.

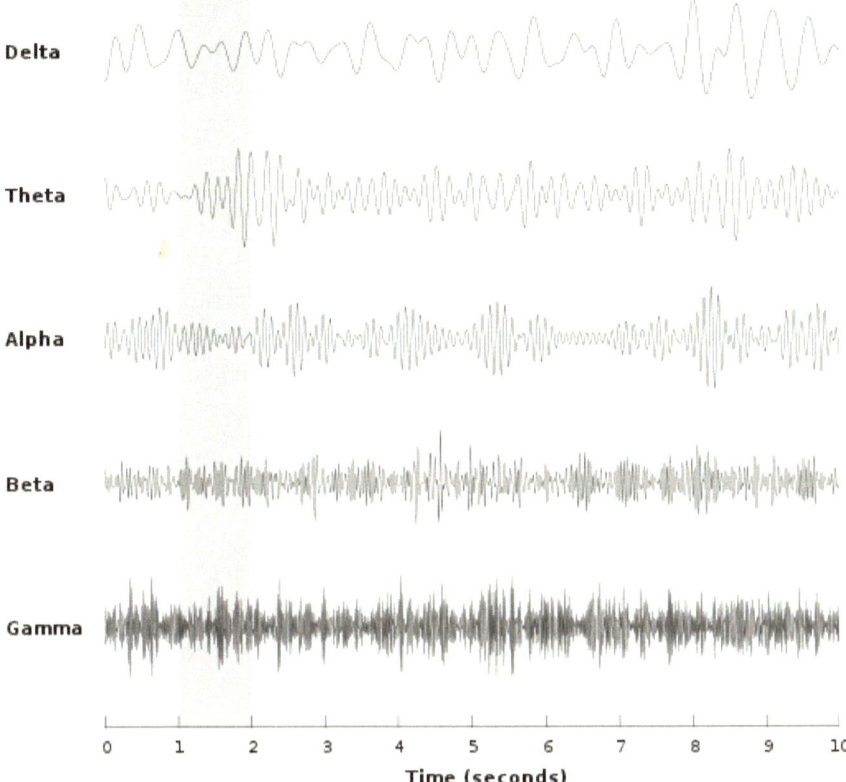

Grafik Copyright bei Laurens R. Krol, CC0, via Wikimedia Commons
https://commons.wikimedia.org/wiki/File:EEG_Brainwaves.svg

Rhythmen und Zustände im EEG {#rhythmen-und-zustaende-im-eeg}

Im EEG zeigt sich eine sinusförmige rhythmische Aktivität vor allem dann, wenn sich ein Mensch in einem entspannten oder ruhenden Zustand befindet. Dieser Rhythmus wird auch als posteriorer dominanter Rhythmus bezeichnet. Er entsteht aus dem Zusammenspiel zwischen subkortikalen Strukturen und der Großhirnrinde, also aus einer oszillierenden Wechselbeziehung verschiedener Hirnregionen. Ein klassisches Beispiel dafür ist die funktionelle Beziehung zwischen dem Thalamus als subkortikaler Struktur und dem visuellen Kortex als Teil der Großhirnrinde.

Verändert sich der Funktionszustand des Gehirns, verändert sich auch das EEG: Ruhige rhythmische Aktivität kann durch schnellere Frequenzen mit geringerer Amplitude abgelöst werden. Das macht das EEG sowohl für die Diagnostik als auch für das Neurofeedback relevant, weil sich Ruhe, Aktivierung und bestimmte pathologische Muster in charakteristischen Veränderungen ausdrücken.

Im Trainingskontext stehen vor allem Alpha-, Beta-, Theta- und Deltawellen im Vordergrund. Welche Aktivität überwiegt, hängt unter anderem von Wachheit, Aufmerksamkeit und Alter ab; langsamere Wellen treten eher in Ruhe- und Schlafzuständen auf, schnellere häufiger in aktivierten Zuständen. (Biasiucci et al., 2019)

Pioniere des EEG

Die Entwicklung des EEG war kein einzelner Durchbruch, sondern das Ergebnis mehrerer grundlegender Beiträge. Einige Forscher haben dabei eine besondere Rolle gespielt, weil sie die elektrische Aktivität des Gehirns erstmals messbar machten, methodisch weiterentwickelten und schließlich auch beim Menschen nachweisen konnten.

Richard Caton

Richard Caton gilt als einer der frühen Pioniere des EEG. Bereits 1875 beschrieb er elektrische Eigenschaften des Gehirns und legte damit einen wichtigen Grundstein für die spätere Elektroenzephalographie. Seine Tierexperimente zeigten, dass sich Hirnaktivität messen lässt und auf physiologische Zustände reagiert. (EK; Frey, 2016)

Fleischel von Marxow

Auch Fleischel von Marxow trug zur frühen Entwicklung bei, indem er elektrische Prozesse des Nervensystems mit konkreten Körperfunktionen in Beziehung setzte. (Biasiucci et al., 2019)

Dr. Hans Berger

Hans Berger ist vor allem dafür bekannt, 1924 die ersten EEGs beim Menschen aufgezeichnet zu haben. Sein ursprüngliches Interesse galt den psychologischen Mechanismen, die physikalischen Phänomenen zugrunde liegen könnten. Auf diesem Weg erzielte er zunächst keine zufriedenstellenden Ergebnisse. Er setzte seine Arbeit jedoch fort und konzentrierte sich zunehmend auf die elektrische Aktivität des menschlichen Gehirns.

Berger prägte den Begriff Elektroenzephalogramm und identifizierte die Muster der Alpha- und Betawellen. 1929 veröffentlichte er eine Arbeit, in der er ein breites Spektrum normaler und abnormaler EEG-Aktivitäten des menschlichen Gehirns beschrieb. Dazu gehörten unter anderem Veränderungen der elektrischen Aktivität im Zusammenhang mit geistiger Anstrengung, Aufmerksamkeit und Hirnverletzungen.

Bereits in den 1920er-Jahren beschäftigte sich Berger außerdem mit den intellektuellen Veränderungen, die nach Verletzungen des präfrontalen Kortex auftreten können. Seine Arbeiten waren deshalb nicht nur technisch bedeutsam. Sie zeigten auch, dass sich geistige Zustände und neurologische Veränderungen in charakteristischen Mustern elektrischer Hirnaktivität widerspiegeln können.

Das **EEG** ist ein zentrales Instrument zur Beurteilung der elektrischen Aktivität des Gehirns. Es macht sichtbar, wie sich unterschiedliche Funktionszustände — etwa Ruhe, Aktivierung oder pathologische Entladungsmuster — in charakteristischen Wellenformen ausdrücken. Damit bildet es auch eine wesentliche Grundlage für das **Neurofeedback-Training**, wie es in den vorangegangenen Kapiteln beschrieben wurde.

Zu den wichtigen Wegbereitern des EEG zählen **Richard Caton**, **Fleischel von Marxow** und **Hans Berger**. Ihre Arbeiten trugen entscheidend dazu bei, die elektrische Aktivität des Gehirns zunächst in Tierexperimenten und später auch beim Menschen nachzuweisen und methodisch zu erfassen. Auf dieser Grundlage konnte sich das EEG zu einem Verfahren entwickeln, das heute in verschiedenen medizinischen und wissenschaftlichen Bereichen unverzichtbar ist.

Was wird mit dem EEG gemessen?

Das Elektroenzephalogramm, kurz EEG, dient dazu, die elektrische Aktivität des Gehirns zu erfassen und zu beurteilen. Dafür werden unipolare oder bipolare Elektroden an genau definierten Stellen der Kopfhaut angebracht, die bestimmten Bereichen der Großhirnrinde zugeordnet sind. Grundlage des Verfahrens ist eine zentrale Eigenschaft des Nervensystems: Neuronen kommunizieren über elektrische Impulse, und diese Aktivität verändert sich je nach physiologischem oder pathologischem Zustand.

Gerade darin liegt die besondere Stärke des EEG. Es macht Unterschiede sichtbar, die sich weder im Verhalten noch in einer rein äußerlichen Beobachtung unmittelbar erkennen lassen. Deshalb wird es nicht nur zur allgemeinen Beurteilung der Hirnaktivität eingesetzt, sondern auch zur Diagnostik verschiedener neurologischer Störungen, etwa bei Hirntumoren, traumatischen Hirnschädigungen, Schlafstörungen, Entzündungen des Gehirns, Schlaganfällen und anderen Funktionsstörungen. (EK; Frey, 2016)

Wie misst das EEG die elektrische Aktivität des Gehirns?

Bevor die eigentliche Aufzeichnung beginnt, ist eine sorgfältige technische Vorbereitung erforderlich. Ein EEG wird von geschultem Fachpersonal durchgeführt. Zur Grundausstattung gehören Elektroden, ein EEG-System und ein Verstärker. Verwendet werden meist Elektroden aus Silber oder Silberchlorid, da sie sich für die zuverlässige Ableitung elektrischer Signale bewährt haben.

Damit die Signale sauber erfasst werden können, muss die elektrische Leitfähigkeit zwischen Kopfhaut und Elektrode möglichst gut sein. Aus diesem Grund werden bei klassischen Verfahren häufig Gele oder salzhaltige Kontaktmittel aufgetragen. Sie verbessern den Kontakt und stabilisieren die Aufzeichnung der Wellenformen. Daneben gibt es inzwischen auch Trockenelektroden, bei denen auf solche Zusätze verzichtet werden kann. Das vereinfacht die Vorbereitung und erleichtert die Anwendung in bestimmten Situationen.

Die Untersuchung selbst findet üblicherweise in einem ruhigen Raum statt, oft unter kontrollierten Lichtbedingungen. Die Elektroden werden nach dem internationalen 10-20-System auf der Kopfhaut positioniert. Neben den eigentlichen Ableitelektroden kommen auch Referenz- und Erdungselektroden zum Einsatz. Anschließend wird die Elektrodenimpedanz, also der elektrische

Wechselstromwiderstand, überprüft. Für eine zuverlässige Ableitung sollte sie unter 5 kOhm liegen.

Klinische Indikationen für das EEG

Das EEG wird in einer Reihe klinischer Situationen eingesetzt. Eine seiner wichtigsten Anwendungen liegt in der Beurteilung von Anfällen. Es hilft dabei, Anfallsformen einzuordnen und den möglichen Ausgangspunkt epileptischer Aktivität zu lokalisieren. Darüber hinaus spielt es eine Rolle bei der Einleitung eines therapeutischen Komas und bei der Überwachung von Patientinnen und Patienten mit Status epilepticus.

Auch bei Menschen mit einem veränderten mentalen Zustand wird häufig ein EEG durchgeführt, etwa wenn der Verdacht auf toxisch-metabolische Enzephalopathien oder andere Ursachen einer Hirnfunktionsstörung besteht. Liegt eine Enzephalopathie ohne eindeutige Ursache vor, kann das EEG dazu beitragen, Ausmaß und Schwere der Beeinträchtigung genauer einzuschätzen.

Hinzu kommen weitere Anwendungsbereiche. Bei Personen mit Synkopen oder Symptomen im Zusammenhang mit Bewusstseinsverlust, wenn eine kardiale Ursache nicht nachweisbar ist, kann das EEG Teil der weiteren Abklärung sein. Auch komatöse Patientinnen und Patienten mit verminderter Reaktionsfähigkeit, anhaltender Verwirrtheit oder gestörtem Bewusstseinszustand — insbesondere auf der Intensivstation — gehören zu den typischen Gruppen, bei denen eine EEG-Untersuchung angezeigt sein kann.

Darüber hinaus wird das EEG in der Prognose nach plötzlichem Herzstillstand eingesetzt. Es dient außerdem der Erkennung verzögerter ischämischer Veränderungen im Zusammenhang mit intrakraniellen oder subarachnoidalen Blutungen. Im Rahmen der Anästhesie kann es zur Überwachung der Narkosetiefe verwendet werden. Schließlich ist es auch ein wichtiges Verfahren bei der Feststellung und Beurteilung des Hirntods, insbesondere bei komatösen Patientinnen und Patienten.

Schwierigkeiten im Zusammenhang mit dem EEG

Die Kontraindikationen für ein EEG sind nicht in allen Bereichen eindeutig festgelegt. Es gibt jedoch praktische und medizinische Situationen, in denen die Durchführung erschwert oder nur eingeschränkt möglich ist. So kann die Platzierung der Elektroden bei Menschen problematisch sein, die sich einer Kraniotomie unterzogen haben oder offene Wunden beziehungsweise Frakturen im Schädelbereich aufweisen.

Bei Verdacht auf Krampfanfälle oder Epilepsie sollte ein EEG zudem nie isoliert betrachtet werden. Die Aufzeichnung allein genügt nicht, sondern muss immer in den Zusammenhang einer sorgfältigen Anamnese und der gesamten klinischen Beurteilung eingeordnet werden.

Besondere Vorsicht gilt bei sogenannten Aktivierungsverfahren im EEG. Dazu zählt etwa die Hyperventilation, die bei bestimmten Vorerkrankungen als relative Kontraindikation gilt. Betroffen sind unter anderem Personen mit einer Vorgeschichte von Transplantationen, Schlaganfall, akutem Atemnotsyndrom, Myokardinfarkt, Sichelzellenanämie, Asthma oder Moyamoya-Erkrankung. In solchen Fällen ist eine neurologische Abklärung erforderlich, und die weitere Beurteilung sollte durch entsprechend qualifiziertes Fachpersonal erfolgen. (EK; Frey, 2016)

Voraussetzungen für ein EEG

Für eine qualitativ verlässliche EEG-Aufzeichnung ist eine sorgfältige Vorbereitung unerlässlich. Patientinnen und Patienten wird deshalb empfohlen, vor dem Untersuchungstermin auf Haarpflege- und Konditionierungsmittel zu verzichten. Solche Substanzen können die Kontaktqualität der Elektroden beeinträchtigen und damit die Aufzeichnung stören.

Vor Beginn der Untersuchung wird die Kopfhaut gründlich gereinigt, um Schmutz, Fett und andere Rückstände zu entfernen, die den elektrischen Widerstand zwischen Haut und Elektrode erhöhen könnten. Die sogenannte Elektrodenimpedanz sollte dabei unter 5 kOhm liegen, damit die elektrische Aktivität des Gehirns möglichst genau und zuverlässig erfasst werden kann.

Das EEG ist ein zentrales Verfahren zur Beurteilung der elektrischen Aktivität des Gehirns. Es wird in einer Vielzahl klinischer Situationen eingesetzt, etwa bei Hirnverletzungen, Epilepsie, anderen anfallsbedingten Auffälligkeiten, Enzephalopathien, komatösen Zuständen, nach plötzlichem Herzstillstand, zur Erkennung ischämischer Hirnveränderungen sowie im Zusammenhang mit einem therapeutischen Koma.

Durchgeführt wird die Untersuchung von geschultem Fachpersonal mit Hilfe eines EEG-Systems, eines Verstärkers und geeigneter Elektroden. Um die elektrische Leitfähigkeit zu verbessern, werden meist Gele oder salzhaltige Kontaktmittel verwendet, auch wenn moderne Systeme zunehmend mit Trockenelektroden arbeiten. Für eine zuverlässige Messung sind vor allem drei Punkte entscheidend: eine sorgfältige Vorbereitung, die korrekte Platzierung der

Elektroden nach standardisierten Vorgaben und ein möglichst störungsarmes Untersuchungsumfeld.

Grundlagen der Lerntheorie

Lernen bezeichnet die Veränderung von Verhalten auf der Grundlage früherer Erfahrungen. Es geht also nicht nur darum, Informationen aufzunehmen, sondern darum, dass Erfahrungen Spuren hinterlassen, die künftiges Wahrnehmen, Denken und Handeln beeinflussen.

Eine Lerntheorie versucht zu erklären, wie dieser Prozess abläuft: wie Wissen aufgenommen, verarbeitet, gespeichert und bei Bedarf wieder abgerufen wird. Dabei spielen nicht nur die Vorerfahrungen eines Menschen eine Rolle. Auch die Umwelt, soziale Einflüsse sowie emotionale und kognitive Prozesse wirken wesentlich auf das Lernen ein.

Besonders wichtig ist in diesem Zusammenhang die Motivation. Sie treibt den Lernprozess an und trägt wesentlich dazu bei, ob Gelerntes oberflächlich bleibt oder dauerhaft wirksam wird. Jeder, der schon einmal etwas nur für einen kurzen Test auswendig gelernt und kurz darauf wieder vergessen hat, kennt diesen Unterschied aus eigener Erfahrung: Nachhaltiges Lernen entsteht meist dort, wo Aufmerksamkeit, Bedeutung und innere Beteiligung zusammenkommen.

Zu den weithin anerkannten Ansätzen der Lerntheorie gehören der Behaviorismus, der Kognitivismus, der Konstruktivismus, die soziokulturelle Theorie sowie kritische beziehungsweise humanistische Ansätze. Sie setzen unterschiedliche Schwerpunkte, teilen aber die Grundfrage, wie Menschen lernen und wodurch Lernprozesse gefördert oder behindert werden. (Badyal & Singh, 2017)

Behavioristische Theorien

Das behavioristische Modell versteht Lernen vor allem als Veränderung von Verhalten. Entscheidend ist dabei nicht in erster Linie, was im Inneren eines Menschen geschieht, sondern welches Verhalten beobachtbar ist und wie es gezielt in eine gewünschte Richtung beeinflusst werden kann.

Aus behavioristischer Sicht entstehen Verhaltensänderungen als Reaktion auf bestimmte Reize und auf die Folgen eines Verhaltens. Zu den typischen Mitteln gehören Ermutigung, Belohnung, Rückmeldung und Verstärkung. Ein Verhalten soll also nicht nur einmal ausgelöst, sondern durch Wiederholung stabilisiert werden. Korrekte Verhaltensweisen werden eingeübt, rückgemeldet und verstärkt, damit sie mit größerer Wahrscheinlichkeit erneut auftreten.

Das Grundprinzip ist einfach und im Alltag leicht zu erkennen. Kinder lernen etwa schneller, ihr Zimmer aufzuräumen, wenn auf das gewünschte Verhalten eine klare positive Rückmeldung folgt. Auch in therapeutischen oder pädagogischen Kontexten spielt dieses Prinzip eine Rolle. Die behavioristische Theorie stützt sich damit wesentlich auf das Verhältnis von äußerem Reiz und beobachtbarer Reaktion. (Gandhi & Mukherji, 2021)

Kognitivismus

Der Kognitivismus verlagert den Blick von außen nach innen. Im Mittelpunkt steht nicht allein das sichtbare Verhalten, sondern die Frage, wie Informationen im Inneren verarbeitet werden. Lernen wird hier als Umstrukturierung von Wissen verstanden, also als Veränderung innerer kognitiver Prozesse.

Nach diesem Ansatz nutzen Lernende Werkzeuge wie Wahrnehmung, Gedächtnis, Informationsverarbeitung und Einsicht, um neues Wissen aufzunehmen und ihre kognitive Leistungsfähigkeit zu erweitern. Lernen bedeutet in diesem Zusammenhang nicht bloß Wiederholung, sondern das Erwerben, Speichern und Abrufen von Informationen in einer Weise, die zu einem funktionalen Verständnis führt.

Ein wichtiger Gedanke des Kognitivismus besteht darin, dass Lernende schrittweise zum selbstgesteuerten Lernen befähigt werden. Sie eignen sich also nicht nur Inhalte an, sondern entwickeln auch Strategien dafür, wie sie lernen. In diesem Sinn beschreibt der Kognitivismus Lernen auch als die Fähigkeit, das eigene Lernen zunehmend bewusst zu steuern.

Konstruktivismus

Der Konstruktivismus geht davon aus, dass neues Wissen nicht einfach übernommen, sondern aktiv aufgebaut wird. Menschen entwickeln ihr Verständnis auf der Grundlage dessen, was sie bereits wissen, erlebt und eingeordnet haben. Neues Wissen tritt also nicht an die Stelle des Alten, sondern wird mit bestehenden Erfahrungen und Deutungsmustern verknüpft.

Lernende konstruieren ihr Verständnis, indem sie neue Informationen mit früheren Erfahrungen sowie mit ihrem körperlichen, geistigen und biologischen Entwicklungsstand in Beziehung setzen. Wissen wird in diesem Modell nicht passiv empfangen, sondern verarbeitet, geprüft und in einen persönlichen Sinnzusammenhang gebracht.

Lernen bedeutet hier deshalb auch, durch kritische Reflexion Bedeutung zu erzeugen. Wer etwas wirklich versteht, hat es nicht nur aufgenommen, sondern in einen inneren Zusammenhang eingebaut. Gerade das macht den konstruktivistischen Ansatz für viele moderne Lernkonzepte so anschlussfähig.

Soziokulturelle Theorie

Die soziokulturelle Theorie versteht Lernen als ein wesentlich soziales Geschehen. Sie betont, dass Lernen nicht isoliert im Individuum stattfindet, sondern immer in einen kulturellen und zwischenmenschlichen Kontext eingebettet ist.

Nach diesem Ansatz lernt der Mensch als Teil einer Gemeinschaft, sei es als Mitglied einer sozialen Gruppe oder in der Rolle eines Lehrlings. Wissen entsteht und entwickelt sich demnach nicht unabhängig von anderen, sondern in Wechselwirkung mit Umwelt, Sprache, kulturellen Praktiken und sozialen Beziehungen.

Diese Perspektive macht deutlich, dass Lernen immer auch von den Bedingungen abhängt, unter denen Menschen aufwachsen, arbeiten und miteinander in Beziehung stehen. Wer lernt, lernt nie im luftleeren Raum.

Kritische Lerntheorie

Die kritische Lerntheorie verbindet Lernen mit der Frage, wie Menschen sich selbst und ihre gesellschaftlichen Bedingungen besser verstehen und verändern können. Sie richtet den Blick besonders auf Machtverhältnisse, Ausgrenzung und die Beteiligung jener Menschen, die in sozialen oder institutionellen Zusammenhängen benachteiligt werden.

Nach dieser Theorie ist Lernen eng mit persönlichem Wachstum verbunden — sowohl als Mensch als auch in beruflichen Rollen. Es geht nicht nur darum, Wissen zu erwerben, sondern auch darum, Autonomie, Selbststeuerung und Urteilsfähigkeit zu entwickeln. Ein zentrales Ziel ist deshalb das selbstgesteuerte Lernen.

Zugleich weist dieser Ansatz auf Herausforderungen hin. Dazu gehören unter anderem die Rolle von Emotionen, die Veränderung von Identität und die Frage, wie Lernprozesse in reale gesellschaftliche Verhältnisse eingebettet sind. Kritische Lerntheorie ist damit mehr als eine Theorie des Wissenserwerbs. Sie ist auch eine Theorie der Mündigkeit.

Klinische Bedeutung der Lerntheorien

Die genannten Lerntheorien sind nicht nur im schulischen oder akademischen Kontext relevant. Sie lassen sich auch im Gesundheitswesen anwenden. Dort helfen sie Fachkräften, besser zu verstehen, wie Menschen Informationen aufnehmen, auf Anleitungen reagieren und gesundheitlich relevantes Verhalten verändern.

In der klinischen Praxis kann dieses Wissen genutzt werden, um Patientenaufklärung verständlicher zu gestalten, die Befolgung von Behandlungsmaßnahmen zu verbessern und damit auch Prognose und Behandlungsergebnisse positiv zu beeinflussen. Gerade im medizinischen Alltag zeigt sich, dass erfolgreiche Behandlung nicht allein von Diagnosen und Medikamenten abhängt, sondern auch davon, ob Menschen verstehen, was sie tun sollen, warum sie es tun sollen und wie sie neues Verhalten in ihren Alltag integrieren können.

Operante Konditionierung: die Lerntheorie des Neurofeedbacks

Operante Verhaltensweisen sind solche Verhaltensweisen, die durch ihre Konsequenzen beeinflusst werden. Genau hier setzt die operante Konditionierung an. Sie beschreibt, wie veränderbare Verhaltensmuster durch bestimmte Folgen aufgebaut, stabilisiert oder abgeschwächt werden können. Im Kern geht es darum, dass Verhalten nicht zufällig entsteht, sondern in enger Beziehung zu den Reaktionen der Umwelt steht.

Ein zentrales Element dabei sind Verstärkungspläne. Darunter versteht man Regeln, nach denen ein Verstärker bereitgestellt wird. In Tierexperimenten kann dieser Verstärker etwa Futter sein, das nach dem Drücken eines Hebels gegeben wird. Beim Menschen kommen andere Formen der Verstärkung zum Einsatz, etwa Lob, Rückmeldung, sichtbarer Fortschritt oder das Ausbleiben eines unangenehmen Zustands. Entscheidend ist immer, dass eine Konsequenz die Wahrscheinlichkeit erhöht oder senkt, mit der ein Verhalten künftig erneut auftritt.

Geschichte der operanten Konditionierung

Die Geschichte der operanten Konditionierung ist eng mit dem 20. Jahrhundert und dem Namen B. F. Skinner verbunden. Skinner war der erste, der dieses Lernprinzip systematisch beschrieb und experimentell untersuchte. Er entwickelte dafür Versuchsanordnungen mit lernenden Tieren und unterschied zwischen reflexivem Verhalten, das an einen auslösenden Reiz gebunden ist, und operantem Verhalten, das nicht durch einen unmittelbar vorausgehenden Reiz bestimmt wird. (Staddon & Cerutti, 2003)

Diese Unterscheidung war grundlegend. Sie machte deutlich, dass ein Organismus nicht nur auf Reize reagiert, sondern auch Verhaltensweisen hervorbringt, die durch ihre Folgen geformt werden. Damit wurde Lernen als aktiver Anpassungsprozess verständlich.

Komponenten und Prinzipien der operanten Konditionierung

Zu den Hauptkomponenten der operanten Konditionierung gehören Verstärkung und Bestrafung. Beide können in positiver oder negativer Form auftreten. Positive Verstärkung bedeutet, dass ein angenehmer Reiz hinzugefügt wird, um ein Verhalten zu stärken. Negative Verstärkung bedeutet dagegen, dass ein unangenehmer Zustand entfernt wird, wodurch ebenfalls die Wahrscheinlichkeit des gewünschten Verhaltens steigt.

Davon zu unterscheiden ist die Bestrafung. Bei der positiven Bestrafung folgt auf ein Verhalten eine unangenehme Konsequenz, um dessen Auftreten zu verringern. Bei der negativen Bestrafung wird dagegen ein günstiger oder angenehmer Reiz entzogen, nachdem ein unerwünschtes Verhalten gezeigt wurde.

Die Konsequenzen operanter Prozesse lassen sich außerdem in neutrale Operanten, Verstärker und Bestrafungen unterteilen. Neutrale Operanten verändern das Auftreten eines Verhaltens nicht. Verstärker erhöhen die Wahrscheinlichkeit, dass ein Verhalten wiederholt wird. Bestrafungen senken diese Wahrscheinlichkeit. Auch wenn diese Einteilung zunächst technisch klingt, beschreibt sie letztlich etwas sehr Alltägliches: Verhalten verändert sich, wenn auf es verlässlich bestimmte Folgen folgen.

Anwendungen der operanten Konditionierung

Techniken der operanten Konditionierung werden eingesetzt, um gezielte Verhaltensänderungen zu erreichen. Das gilt nicht nur für pädagogische oder experimentelle Zusammenhänge, sondern auch für psychotherapeutische und klinische Anwendungen. Menschen mit sehr unterschiedlichen psychischen Störungsbildern können lernen, ihr Verhalten schrittweise zu modulieren, wenn bestimmte Reaktionsmuster systematisch aufgebaut und stabilisiert werden.

So wird beschrieben, dass Personen mit Anorexia nervosa im Rahmen psychotherapeutischer Behandlungen von operanter Konditionierung profitieren können, indem gesundheitsförderliches Verhalten unterstützt und stabilisiert wird. Die grundlegenden Annahmen und Techniken dieses Ansatzes sind in psychiatrischen und akademischen Einrichtungen wissenschaftlich untersucht worden und werden weltweit in unterschiedlichen Kontexten angewandt. (Staddon & Cerutti, 2003)

Transfer in den Alltag: klassische Konditionierung

Neben der operanten Konditionierung spielt auch die klassische Konditionierung eine zentrale Rolle für das Verständnis von Lernen. Sie beschreibt eine eher unbewusste Form des Lernens, bei der Reize mit automatischen Reaktionen verknüpft werden. In ihrer Grundform gehört sie zu den einfachsten Modellen, um Lernprozesse beim Menschen zu erklären.

Die bekannteste Darstellung dieses Prinzips stammt von Iwan Pawlow, einem russischen Physiologen. Seine Arbeiten sind so prägend, dass klassische Konditionierung bis heute häufig auch als Pawlowsche Konditionierung bezeichnet wird.

Das Pawlowsche Experiment: der Ursprung der klassischen Konditionierung

Die Entdeckung der klassischen Konditionierung war eher ein Zufallsfund als das Ergebnis einer gezielten Suchbewegung. Pawlow untersuchte ursprünglich die Verdauung von Hunden und beobachtete dabei, dass sich ihre Reaktionen auf Futter im Laufe der Zeit veränderten. Zunächst speichelten die Tiere nur dann, wenn ihnen tatsächlich Futter präsentiert wurde. Später genügte bereits das Geräusch des herannahenden Futterwagens, um Speichelfluss auszulösen.

Pawlow prüfte diese Beobachtung experimentell. Er ließ kurz vor der Futtergabe eine Glocke erklingen. Anfangs zeigte das Glockensignal keine besondere Wirkung. Mit der Zeit begannen die Hunde jedoch, bereits beim Läuten der Glocke zu speicheln, auch wenn das Futter noch nicht sichtbar war. Der ursprünglich neutrale Reiz war damit zu einem Signal geworden, das eine konditionierte Reaktion auslöste. (Rehman, 2021)

Gerade dieses Beispiel zeigt, wie eng Lernprozesse mit Erwartung, Vorhersage und wiederholter Erfahrung verbunden sind. Der Organismus reagiert nicht mehr nur auf das eigentliche Ereignis, sondern zunehmend auf Reize, die dessen Auftreten ankündigen.

Kontingenz

Die Kontingenztheorie der klassischen Konditionierung geht davon aus, dass eine verlässliche Beziehung zwischen konditionierten und unkonditionierten Reizen die Grundlage der Konditionierung bildet. Entscheidend ist demnach nicht allein die bloße gemeinsame Darbietung zweier Reize, sondern die Frage, wie verlässlich der eine den anderen ankündigt.

Allerdings hat sich gezeigt, dass eine solche Kontingenz nicht in jeder Form zwingend erforderlich ist, um konditionierte Prozesse zu beobachten. Das verweist auf die Komplexität klassischer Lernvorgänge: Auch scheinbar einfache Reiz-Reaktions-Muster folgen nicht immer nur einem linearen Schema.

Latente Hemmung

Die latente Hemmung beschreibt ein Phänomen, bei dem das spätere Lernen einer Reiz-Konsequenz-Beziehung erschwert wird, wenn ein Reiz zuvor wiederholt ohne besondere Bedeutung erlebt wurde. Ein Reiz, der über längere Zeit als irrelevant erfahren wurde, wird später weniger leicht mit einer neuen Bedeutung verknüpft.

Alltagsnah betrachtet ist das gut nachvollziehbar. Wer an ein bestimmtes Hintergrundgeräusch gewöhnt ist und gelernt hat, dass ihm keine Bedeutung zukommt, reagiert nicht sofort darauf, wenn es später plötzlich wichtig werden soll. Genau diese verringerte Lernbereitschaft gegenüber einem zuvor irrelevanten Reiz bezeichnet man als latente Hemmung.

Überschattung

In der klassischen Konditionierung spricht man von Überschattung, wenn ein stärkerer Reiz die Assoziation eines schwächeren Reizes abschwächt. Treffen mehrere Reize gleichzeitig auf, kann also der auffälligere oder intensivere Reiz die Lernwirkung dominieren, während der weniger auffällige Reiz an Bedeutung verliert. Dieses Phänomen wird auch als Overshadowing bezeichnet. (Rehman, 2021)

Blockieren

Ein weiteres bekanntes Phänomen ist das Blockieren. Es tritt auf, wenn ein Organismus bereits gelernt hat, dass ein bestimmter konditionierter Reiz einen unkonditionierten Reiz ankündigt. Wird später ein zweiter konditionierter Reiz gemeinsam mit dem ersten eingeführt, wird dieser neue Reiz oft nicht mehr in gleicher Weise gelernt.

Im Pawlowschen Beispiel bedeutet das: Wenn ein Hund bereits gelernt hat, dass ein Ton zuverlässig Futter ankündigt, dann führt die spätere Kombination von Ton und Licht nicht automatisch dazu, dass auch das Licht dieselbe

Reizkontrolle übernimmt. Bei alleiniger Darbietung des Lichts bleibt die konditionierte Reaktion dann aus. Die frühere Kopplung von Ton und Nahrung hat die Lernwirkung des neuen Reizes gewissermaßen blockiert.

Klinische Bedeutung der klassischen Konditionierung

Die klassische Konditionierung ist, ebenso wie die operante Konditionierung, eine Form des Lernens mit erheblicher praktischer Bedeutung. Es ist bekannt, dass pawlowsche Prinzipien Einfluss auf Gesundheit, Motivation, Emotionen und auch auf die Behandlung psychischer Störungen haben können.

In der klinischen Praxis werden diese Mechanismen unter anderem in der Suchttherapie genutzt, um Menschen bei der Überwindung von Abhängigkeiten zu unterstützen. Auch in der Behandlung von Phobien spielt klassische Konditionierung eine Rolle. Darüber hinaus gibt es Hinweise darauf, dass konditionierte Prozesse sogar das Immunsystem beeinflussen können. (Rehman et al., 2021)

Neurofeedback als Lernprozess

Aus der Perspektive von klassischer und operanter Konditionierung lässt sich Neurofeedback als ein strukturierter Lernprozess verstehen. Die trainierende Person erhält Rückmeldungen über die eigene Gehirnaktivität und kann dadurch lernen, diese Aktivität schrittweise selbst zu regulieren. Ziel ist es, auf diesem Weg jene neuronalen Mechanismen zu beeinflussen, die mit Kognition und Verhalten zusammenhängen.

Neurofeedback beruht dabei vor allem auf den Prinzipien der operanten Konditionierung und des Fähigkeitsgedächtnisses. Die zugrunde liegende Annahme lautet, dass wiederholtes Training zu stabilen Veränderungen in der neuronalen Regulation führen kann. Vor diesem Hintergrund wird erwartet, dass Neurofeedback Neuroplastizität unterstützt, also die Fähigkeit des Gehirns, seinen Aufbau und seine Funktionen in Reaktion auf Erfahrung zu verändern.

Können alle Gehirnstrukturen durch Neurofeedback beeinflusst werden?

Diese Frage führt zu den funktionellen Hauptbereichen des Gehirns: den sensorischen, motorischen und assoziativen Arealen. Der motorische Kortex ist eng mit Planung, Ausführung und Kontrolle willkürlicher Bewegungen verbunden. Der primäre motorische Kortex ist vor allem für die Auslösung motorischer Bewegungen zuständig, während die nichtprimären motorischen Kortexbereiche, darunter der prämotorische und der ergänzende motorische Bereich, stärker mit Planung, Vorbereitung und Präzision von Bewegungen in Verbindung gebracht werden. Die Großhirnhemisphären steuern dabei jeweils überwiegend die gegenüberliegende Körperhälfte. Anatomisch liegt der motorische Kortex vor allem im Frontallappen.

Zu den sensorischen Kortexbereichen gehören der primäre visuelle Kortex im Okzipitallappen, der primäre auditorische Kortex im Temporallappen und der primäre somatosensorische Kortex im Parietallappen. Diese Bereiche verarbeiten grundlegende sensorische Informationen aus Sehen, Hören und Körperwahrnehmung.

Die Assoziationsareale der Großhirnrinde gehen darüber hinaus. Sie verarbeiten und verknüpfen motorische und sensorische Informationen aus verschiedenen Hirnregionen und sind an Funktionen höherer Ordnung beteiligt. Dazu zählen insbesondere Gedächtnis, Sprache und Lernen.

Gerade diese Unterscheidung macht deutlich, warum die Frage nach der Beeinflussbarkeit durch Neurofeedback nicht pauschal beantwortet werden kann. Das Gehirn besteht nicht aus einer einheitlichen Funktionsmasse, sondern aus unterschiedlich spezialisierten und eng vernetzten Bereichen. Ob und in welchem Maß bestimmte Strukturen durch Neurofeedback beeinflusst werden können, hängt daher immer auch davon ab, welche Aktivität gemessen wird, welche Region im Fokus steht und welche Form von Regulation überhaupt trainiert werden soll.

Neurofeedback-Training in verschiedenen Hirnregionen

Je nach Trainingsziel werden beim Neurofeedback unterschiedliche Bereiche der Großhirnrinde in den Fokus genommen. Die Platzierung der Elektroden richtet sich dabei nach den Funktionen jener Hirnregionen, deren Aktivität beobachtet und beeinflusst werden soll. Neurofeedback arbeitet also nicht mit einem einheitlichen Standard, sondern mit regionalen Schwerpunkten, die jeweils an bestimmte kognitive, emotionale oder verhaltensbezogene Funktionen gekoppelt sind.

Frontallappen

Beim Neurofeedback des Frontallappens werden Elektroden typischerweise über den Positionen FP1, FP2, F3, F4, F7, FZ und FPZ angebracht. Dieser Bereich steht in engem Zusammenhang mit Zeitmanagement, Emotionsregulation, Empathie sowie mit der Fähigkeit, kurz- und längerfristig Aufmerksamkeit aufrechtzuerhalten. Da frontale Hirnregionen an Planung, Impulskontrolle und Selbststeuerung beteiligt sind, überrascht es nicht, dass sie im Neurofeedback eine besonders wichtige Rolle spielen.

Parietallappen

Beim Training des Parietallappens werden Elektroden meist über P3, P4 und PZ positioniert. Dieser Bereich wird unter anderem mit dem Benennen von Objekten, dem Lösen komplexer Probleme, der mathematischen Verarbeitung, dem Satzaufbau, der Orientierung auf Karten, der Raumerkennung und der komplexen Grammatik in Verbindung gebracht. Dabei ist zu beachten, dass rechter und linker Parietallappen nicht völlig identische Aufgaben erfüllen, sondern funktionell unterschiedliche Schwerpunkte aufweisen können.

Temporallappen

Beim Neurofeedback des Temporallappens kommen typischerweise die Positionen T3, T4, T5 und T6 zum Einsatz. Dem linken Temporallappen werden unter anderem Worterkennung beim Lesen, Lernen, positive Stimmung und Gedächtnisfunktionen zugeschrieben. Der rechte Temporallappen wird dagegen eher mit Ängsten, Gesichtserkennung, Musikverarbeitung und Richtungsbewusstsein in Verbindung gebracht. Schon an diesem Beispiel zeigt sich, dass Neurofeedback nicht nur regionale, sondern auch hemisphärische Unterschiede berücksichtigen muss.

Okzipitallappen

Beim Training des Okzipitallappens werden die Elektroden über O1, O2 und OZ angebracht. Dieser Bereich ist vor allem mit visueller Verarbeitung verbunden. Im Neurofeedback wird das Training dieses Lappens unter anderem mit traumatischen Erinnerungen, genauem Lesen, visuellen Erinnerungen und visuellen Flashbacks in Zusammenhang gebracht. Darüber hinaus spielt der Okzipitallappen eine Rolle bei der Lokalisierung von Objekten in der Umgebung, bei Rechtschreibung, Lesen und Schreiben sowie bei der Erkennung von Farben und Zeichnungen.

Cingulärer Kortex

Das Neurofeedback des cingulären Kortex beziehungsweise des Gyrus cinguli arbeitet mit Elektrodenpositionen wie FZ, FPZ, CZ, PZ und OZ. Dieser Bereich wird mit Aufmerksamkeit, geistiger Flexibilität, Kooperation, Motivation und auch mit moralischer Bewertung in Verbindung gebracht. Auffälligkeiten im Bereich des Gyrus cingulatus werden unter anderem bei Zwängen, Tics, Obsessionen, Autismus-Spektrum-Störungen, Zwangsstörungen und Perfektionismus beschrieben. Gerade hier zeigt sich, dass Neurofeedback häufig auf Funktionsmuster zielt, die weit über reine Konzentrationsleistung hinausgehen.

Welche Krankheitsbilder werden mit Neurofeedback in Verbindung gebracht?

Neurofeedback wird in der Literatur mit einer breiten Reihe klinischer Anwendungsfelder in Verbindung gebracht. Dabei ist es wichtig, zwischen Hoffnung, praktischer Anwendung und gesicherter Evidenz zu unterscheiden. Nicht jedes beschriebene Einsatzgebiet ist in gleicher Weise belegt. Dennoch zeigt die Breite der Anwendungen, in welchen Bereichen das Verfahren derzeit besonders intensiv diskutiert oder eingesetzt wird.

Schlaganfall-Rehabilitation

Nach einem Schlaganfall können kognitive, sensorische und motorische Funktionen beeinträchtigt sein. Neurofeedback wird hier als nicht-invasiver und vergleichsweise kosteneffizienter Ansatz beschrieben, der Neuroplastizität unterstützen, adaptive Verhaltensweisen fördern und damit zur Rehabilitation beitragen kann. Beschrieben wird unter anderem eine Steigerung der Alpha-Aktivität sowie eine Verbesserung kognitiver Funktionen. Das bei dieser Indikation häufig eingesetzte Alpha-Training wird zudem mit einer Linderung von Depressionen und Angstzuständen nach Schlaganfall in Verbindung gebracht. (Nan et al., 2019)

Lernschwierigkeiten

Auch bei Legasthenie und Dyskalkulie wird Neurofeedback als möglicher Behandlungsansatz beschrieben. Menschen mit Legasthenie haben vor allem Schwierigkeiten beim Lesen und Schreiben, Menschen mit Dyskalkulie im Umgang mit mathematischen Anforderungen. Das Training soll hier unter anderem durch eine Erhöhung der Alpha-Aktivität dazu beitragen, die zugrunde liegenden kognitiven Prozesse günstiger zu regulieren.

Suchterkrankungen

Im Bereich der Suchterkrankungen wird Neurofeedback vor allem als ergänzender Ansatz beschrieben. Ziel ist es, Craving, also das intensive Verlangen nach einer Substanz oder einem Verhalten, zu reduzieren und die Selbstregulation zu verbessern. Genannt werden unter anderem Anwendungen bei Alkoholabhängigkeit, Computerspielsucht und Kokainabhängigkeit. (Nan et al., 2019)

ADHS

ADHS gehört zu den wichtigsten und am häufigsten diskutierten Anwendungsfeldern des Neurofeedbacks. Im Mittelpunkt stehen Aufmerksamkeit, Impulskontrolle und exekutive Funktionen; häufig wird dabei ein erhöhtes Theta/Beta-Verhältnis beschrieben.

Da ADHS innerhalb des Neurofeedbacks eine Sonderstellung einnimmt, wird das Störungsbild in einem späteren Hauptkapitel gesondert und ausführlicher behandelt.

Depressionen

Depressionen werden unter anderem mit funktionellen Veränderungen in Hirnregionen wie Cingulum, Insula, anteriorem Temporalkortex, Frontalkortex, Thalamus, Amygdala und Basalganglien in Verbindung gebracht. Bei depressiven Patientinnen und Patienten ohne ausgeprägte Angst wird eine verminderte Aktivierung des rechten Parietallappens beschrieben. Neurofeedback soll hier regulierend eingreifen, indem es schnellere Beta-Aktivität reduziert und Alpha- sowie Theta-Aktivität erhöht.

Ängste

Angstzustände gehen häufig mit erhöhter Muskelspannung und innerer Aktivierung einher. Da Angst auch mit einer Hemmung von Alphawellen beschrieben wird, wird Alpha-Training als möglicher Ansatz zur Linderung von Angstsymptomen genannt. Ergänzend kann auch EMG-Biofeedback eingesetzt werden, um Muskelspannung und damit verbundene Reaktionen des Nervensystems bewusster wahrnehmbar und besser regulierbar zu machen.

Autismus-Spektrum-Störung

Die Autismus-Spektrum-Störung ist eine neurologische Entwicklungsstörung, die Kommunikation, soziale Interaktion, Verhalten und Interessen in unterschiedlicher Weise beeinflussen kann. Im EEG werden unter anderem eine erhöhte Beta-Aktivität, die mit Angst assoziiert wird, sowie erhöhte Delta-/Theta-Aktivität beschrieben, die mit Impulsivität, Hyperaktivität und Aufmerksamkeitsproblemen in Verbindung gebracht werden. Neurofeedback wird hier mit dem Ziel eingesetzt, Beta-Aktivität zu erhöhen und das Theta/Alpha-Verhältnis zu hemmen beziehungsweise günstiger zu regulieren.

PTBS

Auch bei posttraumatischer Belastungsstörung wird Neurofeedback als ergänzender oder alternativer therapeutischer Ansatz beschrieben. PTBS kann nach lebensbedrohlichen oder extrem belastenden Ereignissen auftreten und geht unter anderem mit Vermeidung, Wiedererleben, veränderter Stimmung und Kognition sowie Übererregung einher. Anders als die Expositionstherapie, die für manche Betroffene sehr belastend sein kann, soll Neurofeedback ermöglichen, traumabezogene Aktivitätsmuster gezielter und teilweise indirekter zu beeinflussen.

Besondere Aufmerksamkeit hat in diesem Zusammenhang das Decoded Neurofeedback (DecNef) erhalten. Dieser Ansatz zielt darauf ab, sehr spezifische Repräsentationen von Reizen im Gehirn zu regulieren und ideale Muster neuronaler Aktivierung zu fördern. Damit wird DecNef als eine weiterentwickelte Form des Neurofeedbacks beschrieben, die in künftigen klinischen Anwendungen an Bedeutung gewinnen könnte.

Epilepsie

Bei einem Teil der Menschen mit Epilepsie reichen Medikamente nicht aus, um die Anfallssituation zufriedenstellend zu kontrollieren. Neurofeedback wird hier als ergänzender Ansatz beschrieben. Im Vordergrund steht vor allem das Training des SMR-Bereichs von etwa 12 bis 15 Hz. Beschrieben wird, dass eine kontinuierliche SMR-Behandlung dazu beitragen kann, unkontrollierte epileptische Aktivität zu modulieren und die Anfallshäufigkeit zu senken.

Schlafstörungen

Auch bei Schlafstörungen, insbesondere bei Insomnie, wird Neurofeedback eingesetzt. Beschrieben wird, dass ein etwa 30-minütiges Training im Bereich von 15 bis 18 Hz mit einer Elektrode die Schlafmuster verbessern und das Einschlafen erleichtern kann.

Neurodegenerative Störungen

Neurodegenerative Erkrankungen, darunter verschiedene Formen der Demenz, gehen mit einem fortschreitenden Verlust kognitiver und verhaltensbezogener Funktionen einher. Da die bestehenden Behandlungsstrategien oft vor allem auf Verlangsamung und Symptomlinderung zielen, wird Neurofeedback hier als potenziell ergänzender therapeutischer Ansatz diskutiert. Der Ansatz verbindet kognitives Training mit Prinzipien der operanten Konditionierung. (Kober et al., 2017)

Sprach- und Sprechbeeinträchtigungen

Sprach- und Sprechstörungen beeinträchtigen Kommunikation, Lebensqualität und häufig auch berufliche Teilhabe. Im Rahmen von EEG-gestützten Verfahren lassen sich Aktivitätsmuster der Hirnregionen erfassen, die an sprachlichen Leistungen beteiligt sind. Darauf aufbauend wird sprachliches oder linguistisches Neurofeedback eingesetzt, um gezielt jene Hirnareale zu trainieren, die für sprachliche Rehabilitation relevant sind.

Fibromyalgie

Bei Fibromyalgie stehen chronische, weit verbreitete Schmerzen im Vordergrund, häufig begleitet von Schlafstörungen und kognitiven Beeinträchtigungen. Beschrieben wird eine erhöhte Aktivität schmerzverarbeitender Hirnregionen bei gleichzeitig verminderter Aktivität jener Bereiche, die Schmerzsignale hemmen. Neurofeedback soll hier helfen, die Schmerzwahrnehmung günstiger zu regulieren und die Autoregulation des Gehirns in Bezug auf Schmerz zu verbessern. Darüber hinaus wird eine Linderung von Depressionen und Angstzuständen beschrieben, die bei Fibromyalgie häufig zusätzlich auftreten.

Frequenzband-Training

Das Frequenzbandtraining ist die klassische und bis heute am häufigsten angewandte Form des Neurofeedbacks. Es arbeitet mit definierten EEG-Frequenzen, die nach dem internationalen 10-20-System an bestimmten Regionen der Kopfhaut gemessen und trainiert werden. Dabei gilt: Bestimmte Frequenzmuster stehen in enger Beziehung zu bestimmten Funktionszuständen des Gehirns, und manche Trainingsprotokolle richten sich gezielt auf Hirnregionen aus, die für bestimmte kognitive, emotionale oder verhaltensbezogene Prozesse bedeutsam sind.

Das Grundprinzip ist einfach: Die trainierende Person erhält Rückmeldung über ihre aktuelle Gehirnaktivität und lernt, diese Aktivität schrittweise selbst zu beeinflussen. Frequenzbandtraining dient daher nicht nur der Beobachtung, sondern vor allem der Selbstregulation. Es soll Menschen in die Lage versetzen, Veränderungen ihrer Hirnaktivität wahrzunehmen, ihr Verhalten zu überprüfen und funktionalere Zustände gezielt zu fördern. Im klinischen Kontext kommen dabei unterschiedliche Formen des Frequenzbandtrainings zum Einsatz. (Marzbani et al., 2016)

Historie des Frequenzbandtrainings

Die Geschichte des Frequenzbandtrainings ist eng mit der Entwicklung von Lerntheorie, EEG-Forschung und klinischer Anwendung verbunden. Sie wurde nicht von einer einzigen Person geprägt, sondern von mehreren Forscherinnen und Forschern, die das Verständnis von Gehirnaktivität und Selbstregulation Schritt für Schritt erweitert haben.

Iwan Pawlow

Iwan Pawlow legte mit seiner Arbeit zur klassischen Konditionierung ein theoretisches Fundament, das später auch für Neurofeedback bedeutsam wurde. In der weiteren EEG-Forschung zeigte sich, dass die sogenannte Alpha-Blocking-Reaktion beim Menschen unter bestimmten Bedingungen klassisch konditioniert werden kann.

Diese Reaktion beschreibt die Desynchronisation der Alpha-Aktivität in der dominanten Hemisphäre bei geschlossenen Augen, also den Übergang von einem Alpha-Rhythmus zu einem niedrig gespannten Beta-EEG. Dass ein solcher Vorgang die Merkmale pawlowscher Konditionierung erfüllt, ist für das Neurofeedback von grundsätzlicher Bedeutung. Es zeigt, dass auch EEG-Muster lernabhängig verändert werden können. Darin liegt ein wichtiger theoretischer Ausgangspunkt für spätere Anwendungen.

Dr. Joe Kamiya

Joe Kamiya führte in den späten 1960er-Jahren eines der ersten wegweisenden Experimente im Bereich des Neurofeedbacks durch. Sein Versuchsaufbau umfasste zwei Phasen. In der ersten Phase bewerteten die Versuchspersonen ihren mentalen Zustand anhand von hoher oder niedriger Alpha-Aktivität, gestützt durch Neurofeedback-Signale. In der zweiten Phase wurden sie darauf trainiert, bei einem akustischen Signal gezielt in einen Zustand erhöhter Alpha-Aktivität einzutreten.

Die Ergebnisse waren bemerkenswert: Rund 80 Prozent der Teilnehmenden konnten ihren mentalen Zustand erfolgreich einschätzen und auf Aufforderung in einen Zustand hoher Alpha-Aktivität wechseln. Damit zeigte Kamiya, dass Menschen in der Lage sein können, ihre Gehirnzustände nicht nur wahrzunehmen, sondern auch gezielt zu beeinflussen.

Dr. Barry Sterman

Barry Sterman gilt als eine der prägenden Figuren für die klinische Weiterentwicklung des Neurofeedbacks. In seinen Experimenten mit Katzen arbeitete er mit einem Versuchsmodell, das in seiner Grundstruktur an pawlowsche Lernprinzipien erinnerte. Wenn die Tiere eine Belohnung erhielten, zeigte sich in ihrem EEG eine sensomotorische Frequenz. Im weiteren Verlauf mussten die Katzen diese Frequenz gezielt erzeugen, um die Belohnung zu erhalten.

Dieses Experiment war von grundlegender Bedeutung, weil es erstmals deutlich machte, dass Gehirnwellen durch EEG-Konditionierung und Neurofeedback-Training verändert werden können. Damit wurde der Schritt von der bloßen Beobachtung zur gezielten Beeinflussung neuronaler Aktivität wissenschaftlich greifbar. (Alqahtani et al., 2020)

Dr. Joel Lubar

Joel Lubar leistete einen wichtigen Beitrag zur Anwendung des Neurofeedbacks bei ADS und ADHS. Er setzte sich Anfang der 1970er-Jahre intensiv mit den Arbeiten Barry Stermans zu Neurofeedback und Epilepsie auseinander und war an Studien beteiligt, die sich mit Kindern mit ADHS beschäftigten.

Dabei zeigte sich, dass Neurofeedback-Training ADHS-Symptome deutlich lindern und zugleich exekutive Funktionen verbessern kann. Lubar entwickelte darauf aufbauend ein eigenes Protokoll für die Behandlung von ADHS, das vor allem mit dem Theta-Beta-Training arbeitet. Dieses Protokoll gilt bis heute als ein zentraler Bezugspunkt in der Neurofeedback-Anwendung bei Kindern und Erwachsenen mit ADHS.

Joe Kamiya: die Anfänge des Alpha-Trainings

Für die inhaltlichen Grundlagen des Alpha-Protokolls kann auf den früheren Protokollblock verwiesen werden. Historisch bedeutsam ist hier vor allem, dass Kamiya zeigte, dass Alpha-Zustände nicht nur wahrgenommen, sondern unter Rückmeldung auch gezielt beeinflusst werden können.

Damit wurde Alpha-Aktivität zu einem der ersten Bereiche, an denen die grundsätzliche Trainierbarkeit von Gehirnzuständen im Neurofeedback anschaulich demonstriert wurde. Genau darin liegt die eigentliche Bedeutung seiner Arbeiten.

Entdeckung der Alpha-Gehirnströme

Joseph Kamiya führte eines der frühen und einflussreichen Experimente zur Alpha-Aktivität durch. Nach erfolgreichem Abschluss seiner Studie berichtete er, dass menschliche Versuchspersonen zuverlässig zwischen Alpha- und Nicht-Alpha-Zuständen unterscheiden können. Darüber hinaus beobachtete er, dass trainierte Personen bei Aufgaben, die mit der Produktion von Alphawellen verbunden waren, bessere Leistungen zeigten.

Damit wurde deutlich, dass Alpha-Aktivität nicht nur ein physiologisches Phänomen ist, das sich messen lässt, sondern auch ein Zustand, der trainiert und bewusst beeinflusst werden kann. Genau diese Einsicht war für die spätere Entwicklung des Neurofeedbacks zentral.

Alphawellen und Neurofeedback-Heimtrainer

In den letzten Jahren wurden verschiedene tragbare Neurofeedback-Geräte entwickelt, die auch für die Anwendung zu Hause vorgesehen sind. Viele dieser Systeme werben damit, die Alpha-Aktivität des Gehirns zu steigern und dadurch etwa Gedächtnis oder mentale Leistungsfähigkeit zu verbessern.

Solche Geräte sind zwar technisch interessant, doch die wissenschaftliche Grundlage ist bislang begrenzt. Für viele dieser Heimtrainer fehlen belastbare Nachweise und hinreichend gute Studien. Deshalb sollten sie eher mit Vorsicht betrachtet werden. Wenn überhaupt, kommen sie eher als dritte Wahl in Betracht, etwa dann, wenn eine qualifizierte Behandlung in Praxis oder Klinik nicht möglich ist.

Elmer und Alyce Green: Alpha- und Theta-Training

Das Alpha/Theta-Training wurde bereits im zentralen Protokollblock beschrieben. Im Zusammenhang mit Elmer und Alyce Green ist vor allem wichtig, dass dieses Verfahren klinisch sichtbar gemacht und mit Anwendungsfeldern wie Stressreduktion, Sucht und kreativitätsbezogenen Fragestellungen verbunden wurde.

Die Greens trugen damit wesentlich dazu bei, Alpha/Theta nicht nur als theoretisches Protokoll, sondern als praktisch eingesetztes Verfahren der Selbstregulation zu etablieren.

Entwicklung des klinischen Biofeedbacks durch Elmer und Alyce Green

Elmer und Alyce Green gehören zu den prägenden Persönlichkeiten der frühen Biofeedback- und Neurofeedback-Forschung. Als Autoren, Lehrende und Forschende verbanden sie medizinisches Wissen mit systematischer wissenschaftlicher Arbeit und trugen wesentlich dazu bei, den Bereich des klinischen Biofeedbacks zu etablieren.

Sie vermittelten zahlreichen Menschen die Möglichkeit, Selbstregulation und Selbstwahrnehmung zu erlernen, gestützt auf Trainingsverfahren, die von geschultem Personal durchgeführt wurden. Die Greens vertraten die Auffassung, dass Menschen eine willentliche Kontrolle auch über physiologische Funktionen entwickeln können, die im Alltag normalerweise nicht bewusst zugänglich sind. Dazu zählten sie unter anderem Gehirnströme, Herzfrequenz, Blutfluss, Temperatur, Muskelspannung und Blutdruck.

Bekannt wurden sie zudem durch die Beschreibung eines Zusammenhangs zwischen Hauttemperatur-Feedback und der Behandlung von Migräne. Außerdem entwickelten sie ein Biofeedback-Protokoll für die Behandlung und das Management von Bluthochdruck. In den 1970er-Jahren führten sie auch Studien mit Yogis durch. Ihre Arbeit wurde unter anderem in dem Film „Biofeedback: das Yoga des Westens" dokumentiert.

Die Zustände beim Alpha-Theta-Training

Das Lernen im Alpha-Theta-Training findet in einem Bereich statt, der oft als Dämmerzustand des Schlaf-Wach-Zyklus beschrieben wird. Tagsüber dominiert im wachen und fokussierten Zustand meist die Beta-Aktivität. Diese Gehirnwellen unterstützen Konzentration und zielgerichtetes Arbeiten. In der Nacht überwiegen dagegen die Delta-Wellen, die mit tiefem Schlaf verbunden sind.

Im Übergang zwischen diesen Zuständen verändert sich die elektrische Aktivität des Gehirns typischerweise von Beta über Alpha zu Theta und schließlich zu Delta, wenn der Schlaf näher rückt. In diesem Zusammenhang übernehmen Alphawellen eine Art Vermittlungsfunktion: Sie bilden den Übergang zwischen äußerer Wachheit und tieferen inneren Zuständen.

Das Alpha-Theta-Training kann mit hypnagogen Bildern verbunden sein, also mit jenen bildhaften Eindrücken, die zwischen Wachen und Schlafen auftreten. Solche Zustände werden oft als besonders zugänglich für Selbstwahrnehmung und innere Verarbeitung beschrieben. Im Training wird meist eine Verstärkung der Alphawellen von etwa 50 bis 70 Prozent und eine Verstärkung der Thetawellen von etwa 20 bis 50 Prozent angestrebt. Dieser tiefere Bewusstseinszustand geht typischerweise mit einer Abnahme der Alpha-Amplitude und einer Zunahme der Theta-Amplitude einher.

Sensorische Platzierung beim Alpha-Theta-Training

Die Elektrodenplatzierung beim Alpha-Theta-Training erfolgt typischerweise an den hinteren Bereichen des Kopfes. Dabei werden die Alpha- und Theta-Aktivitäten beider Hemisphären miteinander verglichen. Die konkrete Trainingsplatzierung richtet sich nach dem Verhältnis der gemessenen Aktivitäten.

Wenn P3 größer als P4 ist, werden die Gehirnwellen darauf trainiert, P4 oder O2 zu erhöhen.
Sind die Alphawellen symmetrisch, ist jedoch P4 größer als P3, wird auf O1 trainiert.
Ist P4 größer als P3 bei den Alphawellen, während für die Thetawellen P3 gleich P4 gilt, erfolgt das Training auf Pz.

Diese Regelungen wirken auf den ersten Blick technisch. In der Praxis dienen sie jedoch dazu, das Training möglichst präzise an die vorhandenen Aktivitätsmuster anzupassen.

Kontraindikationen für das Alpha-Theta-Training

Wie andere Neurofeedback-Protokolle ist auch das Alpha-Theta-Training nicht in jeder Situation geeignet. Zu den wichtigen Kontraindikationen gehört ADHS, da dieses Training mit einer teilweisen Verlangsamung des EEG verbunden sein kann, die in diesem Kontext ungünstig wäre.

Auch Personen mit ausgeprägter Ängstlichkeit und bereits erhöhter posteriorer Alpha-Aktivität wird von einem Alpha-Theta-Training eher abgeraten. Ebenfalls kontraindiziert ist das Verfahren bei dissoziierten Traumata. Hier ist besondere Vorsicht geboten, weil bei der Theta-Unterdrückung die Augen geöffnet bleiben müssen und vor Beginn des Trainings zunächst Erdungstechniken geübt werden sollten.

Darüber hinaus gilt die Platzierung von P3-Sensoren bei Menschen mit Depressionen als problematisch beziehungsweise kontraindiziert.

Barry Sterman: die Entdeckung des SMR-Trainings und der Bezug zur Epilepsie

Barry Sterman entdeckte in seinen Forschungen einen bedeutsamen Zusammenhang zwischen sensomotorischer Frequenz und klinischer Anwendung. In seinen Experimenten mit Katzen zeigte sich, dass die Tiere beim Erwerb einer Belohnung eine sensomotorische Rhythmik entwickelten. Im nächsten Schritt mussten sie diese Frequenz aktiv erzeugen, um die Belohnung zu erhalten.

Dieses Experiment war deshalb so wichtig, weil es erstmals überzeugend zeigte, dass Gehirnwellen durch Konditionierung gezielt beeinflusst werden können. Darüber hinaus ergaben sich daraus wesentliche Hinweise für die spätere Anwendung des SMR-Trainings bei Epilepsie und anderen neurologischen Störungen. (Alqahtani et al., 2020)

SMR-Neurofeedback-Training

Im Anschluss an Stermans Arbeiten wurde das SMR-Training vor allem als klinisch relevantes Protokoll zur Stabilisierung neuronaler Regulation verstanden. Beschrieben werden Anwendungen bei Aufmerksamkeit, Wahrnehmung und bestimmten Formen kognitiver Verarbeitung. (Morales-Quezada et al., 2019)

Joel Lubar: SMR- und Theta-Beta-Training bei ADS/ADHS

Theta-Beta-Neurofeedback-Training

Im ADHS-Kontext gewann besonders das Theta-Beta-Training an Bedeutung. Entscheidend ist hier weniger das allgemeine Protokollprinzip als seine störungsspezifische Anwendung: Ziel ist die Reduktion eines erhöhten Theta/Beta-Verhältnisses, das mit Aufmerksamkeitsproblemen und verminderter exekutiver Kontrolle in Verbindung gebracht wird.

Joel Lubar

Joel Lubar hat diesen Ansatz insbesondere für die Behandlung von ADHS weiterentwickelt. Aufbauend auf den Arbeiten Stermans beteiligte er sich an Studien mit Kindern, bei denen ADHS diagnostiziert worden war. Die Ergebnisse zeigten, dass Neurofeedback-Training die Symptomatik deutlich lindern oder teilweise sogar aufheben konnte. Gleichzeitig verbesserten sich die exekutiven Funktionen der Kinder erheblich.

Lubar entwickelte daraufhin ein spezifisches Protokoll auf Basis des Theta-Beta-Neurofeedback-Trainings. Dieses Verfahren gilt bis heute als eine der bekanntesten Referenzen für die Neurofeedback-Anwendung bei ADHS und bildet den Übergang zum folgenden Hauptkapitel.

Neurofeedback bei ADHS

Da Neurofeedback in Deutschland besonders häufig im Zusammenhang mit ADS und ADHS angewandt wird, lohnt sich an dieser Stelle ein genauerer Blick auf dieses Störungsbild. Die Aufmerksamkeitsdefizit-Hyperaktivitätsstörung, kurz ADHS, ist eine psychiatrische Erkrankung, die die funktionellen Fähigkeiten eines Menschen in unterschiedlichen Lebensbereichen beeinträchtigen kann. Typisch sind Muster von Hyperaktivität, Impulsivität und Unaufmerksamkeit, die je nach Ausprägung in unterschiedlicher Kombination auftreten.

Grundsätzlich werden drei Subtypen unterschieden: die vorwiegend hyperaktive, die vorwiegend unaufmerksame und die kombinierte Form, bei der Hyperaktivität und Unaufmerksamkeit gemeinsam auftreten. Die Symptome beginnen in der Regel bereits im frühen Kindesalter. Dazu gehören unter anderem Desorganisation, Konzentrationsschwierigkeiten, Vergesslichkeit, mangelnde Aufmerksamkeit, das häufige Verlieren von Gegenständen und Probleme, begonnene Aufgaben zu Ende zu führen.

Damit die Symptomatik klinisch als ADHS eingeordnet werden kann, müssen bestimmte Bedingungen erfüllt sein. Die Symptome müssen vor dem zwölften Lebensjahr auftreten, über mindestens sechs Monate anhalten und die alltäglichen Routinetätigkeiten des Kindes deutlich beeinträchtigen. Außerdem müssen sie sich in mehr als einem Lebensbereich zeigen, etwa zu Hause und in der Schule.

Die Folgen einer ADHS können erheblich sein. Sie betreffen nicht nur schulische Leistungen, sondern häufig auch soziale Beziehungen, Selbststeuerung und langfristige Lebensplanung. Schwierigkeiten in der Schule, belastete Interaktionen mit anderen, eine erhöhte Neigung zu Risikoverhalten und später auch Probleme im beruflichen Alltag gehören zu den Belastungen, die mit dem Störungsbild in Verbindung gebracht werden.

In neuroanatomischer Hinsicht wird ADHS häufig mit einer Dysfunktion frontaler Hirnregionen, insbesondere des Frontallappens der Großhirnrinde, in Zusammenhang gebracht. Diese Veränderungen können sich in Beeinträchtigungen der exekutiven Funktionen äußern, also jener Fähigkeiten, die für Planung, Impulskontrolle, Prioritätensetzung und zielgerichtetes Verhalten wichtig sind. Neben Unaufmerksamkeit, Hyperaktivität und Impulsivität zeigen Kinder mit ADHS daher oft auch Schwierigkeiten bei der Emotionsregulation sowie bei der Unterscheidung zwischen wichtigen und unwichtigen Entscheidungen.

Im Alltag wirkt sich das oft deutlich aus. Viele betroffene Kinder geraten in sozialen Situationen schneller in Konflikte, reagieren reizbarer, sind leichter frustriert und handeln impulsiv. Gerade weil diese Verhaltensweisen von außen häufig nur als störend wahrgenommen werden, werden Kinder mit ADHS im Umfeld nicht selten vorschnell als „Störenfriede" eingeordnet. Eine solche Etikettierung verkennt jedoch, dass es sich nicht um bloße Ungezogenheit, sondern um ein ernstzunehmendes Störungsbild mit neuropsychologischer Grundlage handelt.

Ätiologische Grundlagen von ADHS

ADHS gilt als das Ergebnis einer Wechselwirkung genetischer und umweltbedingter Faktoren. Unter den psychiatrischen Erkrankungen gehört sie zu jenen Störungen, für die eine vergleichsweise hohe Erblichkeit beschrieben wird. So zeigen Untersuchungen, dass Inzidenz und Prävalenz bei eineiigen Zwillingen höher sind als bei zweieiigen Zwillingen. Auch Geschwister von Betroffenen tragen im Vergleich zur Allgemeinbevölkerung ein erhöhtes Risiko, selbst an ADHS zu erkranken.

Neben genetischen Einflüssen werden verschiedene Umweltfaktoren mit ADHS in Verbindung gebracht. Dazu zählen unter anderem Rauchen, Virusinfektionen, die Exposition des Fötus gegenüber Alkohol während der Schwangerschaft, die Belastung durch Tabakrauch in der Schwangerschaft sowie Nährstoffmangel. Solche Faktoren gelten nicht als alleinige Ursachen, können aber im Zusammenspiel mit biologischer Vulnerabilität zur Entstehung oder Ausprägung der Störung beitragen.

Darüber hinaus wird beschrieben, dass Menschen mit ADHS im Frontallappen des Gehirns eine geringere Zahl von Dopaminrezeptoren aufweisen können.

Auch dieser Befund wird mit dem Auftreten der Störung in Zusammenhang gebracht. (Alqahtani et al., 2020)

Epidemiologie von ADHS

Die drei Subtypen der ADHS zeigen unterschiedliche Verteilungsmuster. Von allen Betroffenen entfallen etwa 18,3 Prozent auf die vorwiegend unaufmerksame Form und 8,3 Prozent auf die vorwiegend hyperaktive oder impulsive Form. Mit rund 70 Prozent stellt die kombinierte ADHS die häufigste Ausprägung dar.

Auffällig ist zudem, dass der unaufmerksame Subtyp in der weiblichen Bevölkerung häufiger beschrieben wird als in der männlichen. Insgesamt liegt die Prävalenz von ADHS bei einem Verhältnis von etwa 2:1 zugunsten männlicher Betroffener. Für die erwachsene Gesamtbevölkerung wird eine Prävalenz von ungefähr 3 bis 6 Prozent angegeben. Darüber hinaus gibt es Hinweise darauf, dass ADHS in den Vereinigten Staaten verhältnismäßig häufiger diagnostiziert wird als in anderen entwickelten Weltregionen.

Pathophysiologie von ADHS

Die typischen Anzeichen und Symptome von ADHS — darunter Hyperaktivität, Unaufmerksamkeit, Impulsivität, Vergesslichkeit, Entscheidungsschwierigkeiten, Probleme bei der Aufgabenbewältigung, auffällige soziale Interaktionen, berufliche Schwierigkeiten und Risikoverhalten — werden mit kognitiven und funktionellen Defiziten im Gehirn in Verbindung gebracht. Diese Defizite beruhen nicht auf einer einzigen isolierten Veränderung, sondern auf diffusen neurobiologischen Anomalien.

Beschrieben wird unter anderem, dass bei Menschen mit ADHS Größe und Volumen des dorsolateralen präfrontalen Kortex sowie des anterioren cingulären Gyrus vermindert sein können. Solche Veränderungen gelten als mitverantwortlich für Beeinträchtigungen zielgerichteten Verhaltens. Auch funktionelle Bildgebung mittels fMRT weist auf eine verminderte Aktivität in der frontostriatalen Region des Gehirns hin.

Ein angemessenes Verständnis dieser pathophysiologischen Mechanismen ist wichtig, weil es die Grundlage für die Entwicklung pharmakologischer und anderer therapeutischer Interventionen bildet. Zugleich gilt: Bis heute gibt es keine standardisierten bildgebenden Befunde oder Laboruntersuchungen, die für ADHS diagnostisch spezifisch wären.

Diagnose und klinische Bewertung von ADHS

Die Diagnose der ADHS stützt sich in erster Linie auf eine sorgfältige Anamnese. Bei Kindern erfolgt sie auf Grundlage der klinischen Vorgeschichte und der beobachtbaren Symptome nach den jeweils geltenden diagnostischen Leitlinien.

Zu den unaufmerksamen Symptomen gehören unter anderem:

mangelnde Aufmerksamkeit für Aufgaben
das Ignorieren oder Übersehen wichtiger Einzelheiten
überstürztes Bearbeiten von Aufgaben
mangelndes Zuhören bei Anweisungen durch Eltern, Lehrkräfte oder andere Bezugspersonen
Schwierigkeiten bei Aufgaben, die organisatorische Fähigkeiten erfordern
das Nichtbeenden zugewiesener Aufgaben
Vermeidung von Tätigkeiten, die anhaltende geistige Anstrengung verlangen
häufiges Verlieren oder Verlegen von Gegenständen
ausgeprägte Vergesslichkeit, sowohl bei wichtigen als auch bei unwichtigen Details

Zu den Symptomen der Hyperaktivität und Impulsivität zählen beispielsweise:

Herumfuchteln mit Gegenständen
häufiges Verlassen des Sitzplatzes nach kurzer Zeit
Klettern auf Gegenstände in unpassenden Situationen
lautes Sprechen oder eine auffällig laute Stimme
vorschnelle oder undeutliche Antworten in Schule oder sozialer Interaktion
übermäßiges Reden
das Beantworten von Fragen, obwohl man noch nicht an der Reihe ist
Schwierigkeiten, zu warten, bis man an der Reihe ist
das Unterbrechen anderer oder das Einmischen in laufende Aktivitäten

Wichtig ist, dass sowohl Symptome der Hyperaktivität als auch der Unaufmerksamkeit in mehr als einem Setting auftreten müssen. Dazu gehören etwa Zuhause, Schule, soziale Zusammenkünfte, Arbeitsplatz oder andere Alltagssituationen.

Bei Erwachsenen mit ADHS zeigen sich die Symptome häufig in veränderter Form. Die typischen kindlichen Merkmale der Hyperaktivität sind teilweise remittiert. An ihre Stelle treten oft Probleme wie Stimmungsschwankungen, Aufschiebeverhalten und ein geringes Selbstwertgefühl. Erwachsene mit ADHS erscheinen häufig eher unaufmerksam und impulsiv, während ausgeprägte motorische Hyperaktivität mit zunehmendem Alter oft besser kontrolliert werden kann.

ADHS beeinträchtigt die exekutiven Funktionen und das gesamte Entwicklungsmuster einer Person. Viele Erwachsene haben Schwierigkeiten, ihre alltäglichen Anforderungen in geordneter Weise zu bewältigen. Für eine sachgerechte Diagnostik ist es deshalb wichtig, nicht nur einzelne Symptome zu erfassen, sondern auch Lebensereignisse, Routinetätigkeiten sowie die subjektiv berichteten Schwierigkeiten und Belastungen systematisch zu berücksichtigen.

Zur klinischen Einschätzung wurden verschiedene Bewertungsskalen entwickelt. Eine davon ist die Brown Attention Deficit Disorder Scale, die zur Identifikation von ADHS bei erwachsenen Männern und Frauen eingesetzt wird. Sie erfasst typische Problembereiche, in denen Menschen mit ADHS im Alltag Schwierigkeiten haben. Ein weiteres Instrument ist die Vanderbilt-ADHS-Skala, die insbesondere in der pädiatrischen Population verwendet wird. Sie enthält zusätzlich Einschätzungen von Eltern und Lehrkräften, um die Diagnose bei Kindern besser abzusichern.

Im Unterschied zu vielen anderen medizinischen oder psychiatrischen Erkrankungen trägt die körperliche Untersuchung bei ADHS nur begrenzt zur eigentlichen Diagnosestellung bei. Sie ist jedoch hilfreich, um andere mögliche Ursachen der Symptomatik auszuschließen, etwa Schilddrüsenerkrankungen oder andere körperliche Störungen.

Insgesamt ist die Diagnose der ADHS bis heute fast ausschließlich klinisch. Sie beruht auf einer ausführlichen Anamnese, auf standardisierten Bewertungsskalen und auf der sorgfältigen Prüfung, ob die Symptome tatsächlich die diagnostischen Kriterien erfüllen. Dazu gehört, dass die Symptome vor dem zwölften Lebensjahr begonnen haben, sich in mehreren Lebensbereichen zeigen, zu einer deutlichen Beeinträchtigung schulischer, sozialer oder beruflicher Funktionen führen und nicht besser durch eine andere psychiatrische oder Verhaltensstörung erklärt werden können.

Behandlung von ADHS

Bevor Neurofeedback als Behandlungsansatz bei ADHS betrachtet wird, lohnt sich ein Blick auf die etablierten therapeutischen Verfahren. Denn Neurofeedback steht in der Praxis nicht im luftleeren Raum, sondern neben anderen Maßnahmen, die bei Kindern, Jugendlichen und Erwachsenen mit ADHS seit Langem eingesetzt werden.

Als Standard in der Behandlung gelten bis heute vor allem pharmakologische Verfahren. Grundsätzlich lassen sich dabei zwei Hauptgruppen unterscheiden: stimulierende und nicht-stimulierende Medikamente. Zu den Stimulanzien zählen insbesondere Methylphenidat und Amphetamine. Sie beeinflussen die Signalübertragung im Gehirn, vor allem über das Dopaminsystem. Vereinfacht gesagt blockieren sie die Wiederaufnahme von Dopamin; Amphetamine fördern darüber hinaus auch dessen Freisetzung in den synaptischen Spalt. In Studien zeigen sich diese Medikamente bei einem großen Teil der Betroffenen als wirksam. Beschrieben wird eine Symptomreduktion bei rund 70 Prozent der Patientinnen und Patienten. (Magnus, 2022)

Für diese Wirkstoffe gibt es unterschiedliche Darreichungsformen, darunter Präparate mit sofortiger sowie mit verlängerter oder verzögerter Freisetzung. Gleichzeitig sind Stimulanzien nicht frei von Nebenwirkungen. Zu den häufig beschriebenen unerwünschten Effekten gehören Appetitminderung, Schlafprobleme, Veränderungen des Blutdrucks und ein erhöhtes Risiko für missbräuchliche Verwendung. Gerade dieser Punkt ist relevant, weil Menschen mit ADHS insgesamt als vulnerabler für Substanzmissbrauch gelten. Ergänzend können Alpha-Agonisten eingesetzt werden, die nicht nur bei ADHS, sondern auch bei gleichzeitig bestehenden Tic-Störungen von Bedeutung sein können.

Zu den nicht-stimulierenden Medikamenten gehören vor allem Alpha-Agonisten und bestimmte Antidepressiva. Ein bekanntes Beispiel ist Atomoxetin, ein selektiver Noradrenalin-Wiederaufnahmehemmer. Das Medikament hat sich in mehreren Studien als wirksame Option in der Behandlung von ADHS erwiesen. Es wird häufig dann eingesetzt, wenn zusätzlich Angstsymptome vorliegen oder wenn stimulierende Medikamente nicht gut vertragen werden. Ein weiteres Mittel in diesem Zusammenhang ist Bupropion, das mit den Transmittersystemen Serotonin und Dopamin in Verbindung steht. In der Gruppe der Alpha-Agonisten gelten Guanfacin und Clonidin als wirksame pharmakologische Alternativen. Allerdings gehen auch diese Wirkstoffe mit Nebenwirkungen einher, darunter Blutdruckabfall, Gewichtszunahme, Schwindel und Sedierung. Letztere wird unter Clonidin häufiger beobachtet als unter Guanfacin. Zudem scheinen Alpha-Agonisten bei jüngeren Kindern wirksamer zu sein als im Erwachsenenalter. (Magnus, 2022)

Neben der medikamentösen Behandlung spielt auch die psychologische Therapie eine wichtige Rolle. Dazu gehört zunächst die Aufklärung des Patienten und seines familiären Umfelds, damit die Störung besser verstanden und im Alltag angemessener eingeordnet werden kann. Hinzu kommen kognitiv-behaviorale Trainingsprogramme, die darauf abzielen, kurz- und langfristige Behandlungsziele gemeinsam zu besprechen und schrittweise umzusetzen. Solche Programme sind besonders wirksam, wenn sie nicht isoliert, sondern in Kombination mit einer passenden medikamentösen Behandlung eingesetzt werden.

Prognose von ADHS

Die Prognose von ADHS hängt von mehreren Faktoren ab. Dazu zählen vor allem das Alter bei Diagnosestellung, das Vorliegen weiterer psychiatrischer oder körperlicher Erkrankungen sowie die Frage, welche Behandlungsmaßnahmen ergriffen wurden und wie konsequent sie umgesetzt werden konnten.

Obwohl ADHS häufig bereits im Kindesalter diagnostiziert wird, verschwinden die Symptome nicht in jedem Fall mit zunehmendem Alter. Vielmehr können sie sich bis in die Jugend hinein fortsetzen und sowohl schulische Leistungen als auch soziale Beziehungen spürbar beeinträchtigen. Bei einem Teil der Betroffenen treten zusätzlich weitere problematische Entwicklungen auf; beschrieben wird unter anderem eine erhöhte Wahrscheinlichkeit für antisoziale Störungen.

Gleichzeitig zeigt sich im Verlauf oft auch eine Abschwächung der Symptomatik. Beim Übergang ins Erwachsenenalter nehmen bestimmte ADHS-Merkmale bei vielen Betroffenen ab. Schätzungsweise 50 Prozent entwickeln sich im Erwachsenenalter teilweise aus der Störung heraus. Rund 25 Prozent benötigen keine Behandlung mehr, weil kein relevanter Leidensdruck besteht. Die Gründe dafür sind vermutlich multifaktoriell. Diskutiert werden unter anderem Reifungsprozesse im Frontallappen, mögliche Effekte stimulierender Medikamente auf die funktionelle Entwicklung sowie die Tatsache, dass Erwachsene zunehmend Lebens- und Berufsfelder wählen können, die besser zu ihren individuellen Aufmerksamkeitsmustern passen.

Für manche Betroffene bedeutet das, dass sie im Erwachsenenalter ihre sozialen, akademischen und beruflichen Ziele deutlich besser erreichen als noch in früheren Lebensphasen. ADHS ist damit kein starres Schicksal, sondern ein Störungsbild mit sehr unterschiedlichem Verlauf.

Theta-Beta-Training bei ADHS

Im Neurofeedback-Kontext steht ADHS besonders häufig mit dem sogenannten Theta-Beta-Training in Verbindung. Ausgangspunkt ist die Beobachtung, dass Menschen mit ADHS häufig Hyperaktivität und Impulsivität zeigen und dass diese Symptomatik oft mit einem erhöhten Theta/Beta-Verhältnis einhergeht. Beschrieben wird dabei ein vergleichsweise niedriges Aktivierungsniveau im Frontallappen der Großhirnrinde, das mit einem Übermaß an Theta-Wellen und einem gleichzeitigen Defizit an Beta-Wellen zusammenhängen kann.

Das Ziel des Trainings besteht darin, die Beta-Aktivität zu erhöhen und die Theta-Aktivität zu verringern. Auf diese Weise soll das Aktivierungsniveau im frontalen Kortex gesteigert und die Selbstregulation verbessert werden. Praktisch geschieht dies über Elektroden, die auf der Kopfhaut angebracht werden und die elektrische Aktivität des Gehirns messen. Die trainierende Person erhält daraufhin akustische und/oder visuelle Rückmeldungen. Lernt sie, die gewünschte Gehirnaktivität gezielt zu erzeugen, können sich Hyperaktivität und Impulsivität im Verlauf verringern.

Studien legen nahe, dass 30 bis 40 Sitzungen eines Theta-Beta-Neurofeedback-Trainings in ihrer Wirkung auf Hyperaktivität und Unaufmerksamkeit mit Methylphenidat vergleichbar sein können. Die berichteten Effekte deuten darauf hin, dass Neurofeedback Menschen mit ADHS helfen kann, Aufmerksamkeit und funktionelle Aktivität stärker selbst zu regulieren. Neben dem Theta-Beta-Training wird auch das SMR-Neurofeedback als wirksam zur Reduktion von ADHS-Symptomen beschrieben. Darüber hinaus gibt es Hinweise, dass die hyperaktivitätsreduzierenden Effekte beider Trainingsformen auch nach dem Absetzen stimulierender Medikamente fortbestehen können. (Van Doren et al., 2018)

Vincent Monastra und der Theta-Beta-Quotient

Im Zusammenhang mit ADHS wurden verschiedene Neurofeedback-Protokolle entwickelt. Eines der bekanntesten Konzepte ist mit dem Namen Vincent Monastra und dem Theta-Beta-Quotienten verbunden. Im Kern geht es dabei um die Annahme, dass ein ungünstiges Verhältnis zwischen langsamer Theta- und schnellerer Beta-Aktivität mit typischen ADHS-Symptomen zusammenhängt und deshalb gezielt trainiert werden kann.

SMR-Anhebung und Theta-Unterdrückung

Ein häufig eingesetztes Protokoll ist die SMR-Anhebung bei gleichzeitiger Theta-Unterdrückung. Ziel dieses EEG-Trainings ist es, Menschen mit ADHS dabei zu unterstützen, impulsives und hyperaktives Verhalten besser zu kontrollieren. Dazu wird die SMR-Produktion an den Positionen C3 oder C4 erhöht, während die Theta-Aktivität zugleich gesenkt wird. Auch hier erfolgt die Rückmeldung in auditiver und visueller Form.

SMR-Verstärkung und Beta-2-Unterdrückung

Ein weiteres Behandlungsprotokoll wird als SMR-Enhancement/Beta-2-Suppression beschrieben. Es handelt sich um ein sekundäres SMR-Training, das vor allem bei vorwiegend hyperaktiv-impulsiven ADHS-Patientinnen und -Patienten eingesetzt wird. Dabei wird die SMR-Aktivität erhöht, während die Beta-2-Aktivität gleichzeitig reduziert wird. Die Messung der elektrischen Aktivität erfolgt an der Position C4. Bei Personen mit kombinierter ADHS-Form wird dieses Training häufig während eines Teils der Behandlungsdauer eingesetzt; in einem weiteren Teil kommt dann ein anderes Protokoll zur Anwendung.

Theta-Unterdrückung und Beta-1-Verstärkung

Das dritte und in manchen Praxen besonders häufig genutzte Protokoll ist die Theta-Unterdrückung bei gleichzeitiger Beta-1-Verstärkung. Ziel ist es, die Produktion von Beta-1-Wellen zu steigern und die von Theta-1-Wellen zu vermindern. Typischer Ableitort ist Cz. Bei Menschen mit vorwiegend unaufmerksamer ADHS wird dieses Training häufig an der Position C3 durchgeführt. Sobald die gewünschte Kontrolle über Theta- oder Beta-Aktivität erreicht wird, erhält die Person erneut ein audio-visuelles Feedback. (Van Doren et al., 2018)

Theta-Beta-Verhältnis und kognitive Verarbeitung

Wie bereits beschrieben, steht das Theta/Beta-Verhältnis in engem Zusammenhang mit der kognitiven Leistungsfähigkeit. Ein erhöhtes Verhältnis wird bei ADHS mit typischen Symptomen sowie mit einer Einschränkung kognitiver Funktionen in Verbindung gebracht. Entsprechend zielt das Theta-Beta-Neurofeedback darauf ab, dieses Verhältnis zu senken und damit sowohl die Symptomatik als auch die kognitive Verarbeitung günstig zu beeinflussen.

Der Gedanke dahinter ist plausibel: Wenn sich die Balance zwischen langsamer und schnellerer Hirnaktivität verändert, kann sich auch das Maß an innerer Aktivierung, Aufmerksamkeitssteuerung und Verhaltenskontrolle verändern. Genau auf diese Regulation zielt das Training.

Hödlmoser: SMR-Training und Schlaf

Ein weiterer interessanter Zusammenhang betrifft die Beziehung zwischen SMR-Training, Schlaf und Gedächtnisleistung. Der Schlaf-Wach-Zyklus umfasst verschiedene Phasen, die sich auch im EEG deutlich unterscheiden. Das erste Schlafstadium ist durch einen Dämmerzustand gekennzeichnet. Das zweite Stadium gilt als leichter Schlaf; hier verändern sich Frequenz und Amplitude der

EEG-Wellen, und es treten die charakteristischen Schlafspindeln auf. Im dritten Stadium nimmt die Zahl dieser Spindeln ab, während die Amplitude langsamer Wellen zunimmt. Das vierte Stadium ist der tiefste Schlafabschnitt und durch Deltawellen mit hoher Amplitude und niedriger Frequenz gekennzeichnet. Diese vier Stadien gehören zum Non-REM-Schlaf und werden vom REM-Schlaf abgelöst.

Die Bedeutung der Schlafspindeln für die Gedächtnisleistung

Schlafspindeln gelten als wichtiger Bestandteil von Neuroplastizität und Gedächtniskonsolidierung. Im EEG sind sie ein typisches Merkmal der NREM-Phasen. Ihre Aktivität breitet sich vom vorderen zum hinteren Teil der Großhirnrinde aus.

SMR-Neurofeedback wird damit in Verbindung gebracht, sowohl das deklarative Gedächtnis als auch die Schlafqualität zu verbessern. Beschrieben wird, dass eine Verstärkung des SMR mit Veränderungen der Schlafspindeln und mit einer besseren nächtlichen Konsolidierung von Gedächtnisinhalten einhergehen kann. Das Protokoll wird deshalb als nicht-invasiver und nicht-pharmakologischer Ansatz zur Verbesserung des Schlafs und bestimmter kognitiver Funktionen diskutiert.

Kerstin Hödlmosers Studiendesign

Kerstin Hödlmoser untersuchte in einem Experiment den Zusammenhang zwischen Gedächtniskonsolidierung und einem Anstieg der Spindelaktivität im Non-REM-Schlaf nach dem Lernen. Darüber hinaus interessierte sie sich für die Beziehung zwischen Schlafmerkmalen, Kognition, Spindelaktivität und Lernen bei Kindern.

An der Untersuchung nahmen gesunde präpubertäre Kinder teil, die über zwei Nächte hinweg mittels ambulanter Polysomnografie untersucht wurden. Hödlmoser und ihre Kolleginnen und Kollegen verglichen dabei die Auswirkungen von Nächten ohne vorheriges Lernen mit Nächten, denen ein Lernprozess vorausgegangen war.

Die Ergebnisse lieferten mehrere wichtige Hinweise. So erreichten die Schlafspindeln ihren Höhepunkt im Bereich der langsamen Schlafspindeln. Außerdem zeigte sich, dass Kinder mit einer höheren Schlafspindelaktivität in frontalen, okzipitalen, parietalen und zentralen Regionen zugleich bessere Werte in kognitiven Funktionen und im deklarativen Gedächtnis aufwiesen.

Davidson und Rosenfeld: Alpha-Training bei Depressionen

Für depressive Symptomatik wurde insbesondere frontales Alpha-Training untersucht. Im Vordergrund steht dabei nicht mehr die allgemeine Bedeutung von Alpha, sondern die Frage, wie sich depressive Muster der Emotionsregulation durch gezielte Modulation frontaler Aktivität beeinflussen lassen. (EK; Frey, 2016)

Alpha-Asymmetrie-Neurofeedback-Protokoll

Ein spezielles Protokoll in diesem Zusammenhang ist das Alpha-Asymmetrie-Training. Hier steht die frontale Alpha-Asymmetrie im Mittelpunkt, also das Verhältnis der durchschnittlichen Aktivität zwischen rechter und linker Frontalregion. Dieses Muster wird mit emotionalen und motivationalen Reaktionen in Verbindung gebracht.

Eine stärkere Aktivität des linken Frontallappens gilt dabei als Hinweis auf größere emotionale Flexibilität, bessere Emotionsregulation und geringere negative Affekte. Umgekehrt wird eine ausgeprägte Dominanz des rechten Frontallappens häufiger mit Depressionen und anderen affektiven Störungen in Zusammenhang gebracht.

Alpha-Training bei Depressionen

Asymmetrisches Neurofeedback-Training des rechten Frontallappens zielt darauf ab, die Alpha-Aktivität zu erhöhen und dadurch emotionale und kognitive Funktionen günstig zu beeinflussen. Beschrieben wird, dass ein solches Training nicht nur die Aktivität des rechten Frontallappens moduliert, sondern zugleich auch die Funktionen des linken Frontallappens unterstützen und insgesamt depressive Symptome lindern kann.

Hammond: Beta-SMR-Training bei Depressionen

D. Corydon Hammond gehört zu den bekannten Psychologen, die die Effekte von Beta- und SMR-Training bei der Behandlung von Depressionen beschrieben haben. Er arbeitete mit Neurofeedback-Protokollen, die gezielt auf diese Frequenzbereiche ausgerichtet waren und bei depressiver Symptomatik eingesetzt wurden.

Damit zeigt sich auch in diesem Bereich ein wiederkehrendes Muster: Neurofeedback wird nicht als ein einziges starres Verfahren verstanden, sondern als ein Bündel unterschiedlicher Protokolle, die je nach Störungsbild, Zielsetzung und zugrunde liegendem Aktivitätsmuster ausgewählt werden.

Technischer Hintergrund: Neurophysiologische Grundlagen des EEG

EEG-Aufzeichnungen bilden die elektrische Aktivität des Gehirns ab. Genauer gesagt erfassen sie jene Signale, die aus der Aktivität ähnlich ausgerichteter Nervenzellen in der Großhirnrinde entstehen. Bei diesen Signalen handelt es sich nicht um isolierte Entladungen einzelner Neuronen, sondern um die summierten hemmenden und erregenden Potenziale, die von kortikalen Nervenzellverbänden erzeugt werden.

Gerade darin liegt die besondere Aussagekraft des EEG. Es macht sichtbar, wie sich die Aktivität vieler Nervenzellen in geordneter Form nach außen darstellen lässt. Was auf dem Bildschirm als Wellenlinie erscheint, ist in Wirklichkeit Ausdruck eines komplexen Zusammenspiels aus neuronaler Erregung und Hemmung.

Verstärker- und Sensormaterialien im EEG

Damit diese feinen elektrischen Signale überhaupt erfasst werden können, benötigt das EEG geeignete Verstärker- und Sensormaterialien. Verwendet werden unter anderem Hochimpedanzverstärker, die elektrische Ladungen von den Oberflächenelektroden ableiten. Sie sind in der Praxis weit verbreitet, ermöglichen jedoch keine optimale räumliche Auflösung.

Eine andere technische Lösung sind Transimpedanzverstärker. Sie halten die Oberflächenelektroden auf Referenzpotenzial beziehungsweise Erdpotenzial und können dadurch eine präzisere räumliche Auflösung der EEG-Signale ermöglichen. Solche Unterschiede sind für Anwenderinnen und Anwender oft unsichtbar, für die Qualität der Messung jedoch von erheblicher Bedeutung.

Auch bei den Elektroden selbst gibt es verschiedene Systeme. Verwendet werden sowohl Trockenelektroden als auch Elektroden, bei denen vor der Messung Salzlösungen oder Gele auf die Kopfhaut aufgetragen werden, um die Leitfähigkeit zu verbessern. Zu den moderneren Varianten zählen zudem hybride Trockensensoren und gewebebasierte Trockensensoren. Die Wahl des Materials beeinflusst nicht nur den Tragekomfort, sondern auch die Signalqualität und die praktische Handhabung.

EEG-Abtastung und -Verarbeitung

Für die Beurteilung der Hirnaktivität ist nicht nur entscheidend, dass gemessen wird, sondern auch wie schnell und wie präzise die Signale erfasst und verarbeitet werden. Gerade bei schnellen und langsamen Frequenzanteilen sind angemessene Abtast- und Verarbeitungsraten von zentraler Bedeutung.

Je nach System liegen übliche Abtastraten grob zwischen 250 und 2000 Hertz. Höhere Frequenzanteile erfordern entsprechend höhere Raten, damit die Signale zuverlässig erfasst und verarbeitet werden können.

Praktischer Ablauf

Konsultation eines Fachmannes

Wie bei anderen medizinischen oder therapeutischen Verfahren ist auch vor einem Neurofeedback-Training eine ausführliche Beratung durch qualifiziertes Fachpersonal erforderlich. Das Erstgespräch dient dazu, die Ausgangslage sorgfältig zu klären und zu prüfen, ob das Verfahren im jeweiligen Fall sinnvoll eingesetzt werden kann.

In der Regel umfasst dieses Gespräch Anamnese, Zielklärung, die Auswahl eines passenden Protokolls und die Abschätzung des voraussichtlichen Trainingsumfangs. Zugleich wird geprüft, ob Kontraindikationen oder praktische Gründe gegen die Anwendung sprechen. Die allgemeinen Voraussetzungen und Schwierigkeiten der EEG-Durchführung wurden bereits im früheren Praxisblock dargestellt; hier geht es vor allem um die fachliche Einordnung vor dem Training.

Schlusswort

Nach der Lektüre dieses Buches dürfte deutlich geworden sein, wie eng die elektrische Aktivität des Gehirns mit vielen Funktionen des Erlebens und Verhaltens verbunden ist — und wie Neurofeedback versucht, genau diese Aktivität für therapeutische, diagnostische und unterstützende Zwecke nutzbar zu machen. Wer die Grundlagen des EEG versteht, versteht auch besser, warum Neurofeedback mehr ist als ein technisches Verfahren: Es ist ein Lernprozess, der auf präziser Messung, Rückmeldung und Selbstregulation beruht.

Neurofeedback wird von geschultem Fachpersonal mit EEG-System, Elektroden, Verstärker und je nach System mit Kontaktmitteln durchgeführt. Die technischen und praktischen Grundlagen wurden im Buch bereits erläutert; entscheidend bleibt, dass Protokoll, Hirnregion und Zielsetzung fachlich sinnvoll zusammenpassen.

Neurofeedback ist damit kein universelles Verfahren, sondern ein differenzierter Ansatz, dessen Nutzen von der richtigen Indikation, der sauberen Durchführung und einer realistischen Einordnung seiner Möglichkeiten abhängt.

Literatur- und Quellenverzeichnis

Van Doren, J., Arns, M., Heinrich, H., Vollebregt, M. A., Strehl, U., & K. Loo, S. (2018). Sustained effects of neurofeedback in ADHD: a systematic review and meta-analysis. *European Child & Adolescent Psychiatry*, *28*(3), 293–305. https://doi.org/10.1007/s00787-018-1121-4

Magnus. (2022, May 8). *Attention Deficit Hyperactivity Disorder*. https://pubmed.ncbi.nlm.nih.gov/28722868/

Alqahtani, F., Imran, I., Pervaiz, H., Ashraf, W., Perveen, N., Rasool, M. F., Alasmari, A. F., Alharbi, M., Samad, N., Alqarni, S. A., Al-Rejaie, S. S., & Alanazi, M. M. (2020). Non-pharmacological Interventions for Intractable Epilepsy. *Saudi Pharmaceutical Journal*, *28*(8), 951–962. https://doi.org/10.1016/j.jsps.2020.06.016

Morales-Quezada, L., Martinez, D., El-Hagrassy, M. M., Kaptchuk, T. J., Sterman, M. B., & Yeh, G. Y. (2019). Neurofeedback impacts cognition and quality of life in pediatric focal epilepsy: An exploratory randomized double-blinded sham-controlled trial. *Epilepsy & Behavior*, *101*, 106570. https://doi.org/10.1016/j.yebeh.2019.106570

Ossadtchi, A., Shamaeva, T., Okorokova, E., Moiseeva, V., & Lebedev, M. A. (2017). Neurofeedback learning modifies the incidence rate of alpha spindles, but not their duration and amplitude. *Scientific Reports*, *7*(1). https://doi.org/10.1038/s41598-017-04012-0

Nan, W., Dias, A. P. B., & Rosa, A. C. (2019). Neurofeedback Training for Cognitive and Motor Function Rehabilitation in Chronic Stroke: Two Case Reports. *Frontiers in Neurology*, *10*. https://doi.org/10.3389/fneur.2019.00800

Kober, S. E., Schweiger, D., Reichert, J. L., Neuper, C., & Wood, G. (2017). Upper Alpha Based Neurofeedback Training in Chronic Stroke: Brain Plasticity

Processes and Cognitive Effects. *Applied Psychophysiology and Biofeedback*, *42*(1), 69–83. https://doi.org/10.1007/s10484-017-9353-5

Wang, T., Mantini, D., & Gillebert, C. R. (2018). The potential of real-time fMRI neurofeedback for stroke rehabilitation: A systematic review. *Cortex*, *107*, 148–165. https://doi.org/10.1016/j.cortex.2017.09.006

Rehman, I., Navid Mahabadi, Sanvictores, T., & Rehman, C. I. (2021, August 27). *Classical Conditioning*. Nih.gov; StatPearls Publishing. https://www.ncbi.nlm.nih.gov/books/NBK470326/

Rehman. (2021, August 27). *Classical Conditioning*. https://pubmed.ncbi.nlm.nih.gov/29262194/

Staddon, J. E. R., & Cerutti, D. T. (2003). Operant Conditioning. *Annual Review of Psychology*, *54*(1), 115–144. https://doi.org/10.1146/annurev.psych.54.101601.145124

Gandhi, M. H., & Mukherji, P. (2021, July 22). *Learning Theories*. Nih.gov; StatPearls Publishing. https://www.ncbi.nlm.nih.gov/books/NBK562189/

Badyal, D., & Singh, T. (2017). Learning theories: The basics to learn in medical education. *International Journal of Applied and Basic Medical Research*, *7*(5), 1. https://doi.org/10.4103/ijabmr.ijabmr_385_17

EK;Frey, L. (2016). *Electroencephalography (EEG): An Introductory Text and Atlas of Normal and Abnormal Findings in Adults, Children, and Infants [Internet]*. https://pubmed.ncbi.nlm.nih.gov/27748095/

Biasiucci, A., Franceschiello, B., & Murray, M. M. (2019). Electroencephalography. *Current Biology*, *29*(3), R80–R85. https://doi.org/10.1016/j.cub.2018.11.052

Enache AL;Slujitoru AS;Pintea IL;Stocheci CM;Mateescu GO;Gheorghișor I. (2012). Histological and immunohistochemical aspects of cerebral vessels of the elderly. *Romanian Journal of Morphology and Embryology = Revue Roumaine de Morphologie et Embryologie*, *53*(4). https://pubmed.ncbi.nlm.nih.gov/23303030/

Dayan, A. D. (1970). Quantitative histological studies on the aged human brain. *Acta Neuropathologica*, *16*(2), 85–94. https://doi.org/10.1007/bf00687663

Jeans, A., & Esiri, M. (2008). Brain histology. *Practical Neurology*, *8*(5), 303–310. https://doi.org/10.1136/jnnp.2008.156893

Herbet, G., & Duffau, H. (2020). Revisiting the Functional Anatomy of the Human Brain: Toward a Meta-Networking Theory of Cerebral Functions. *Physiological Reviews*, *100*(3), 1181–1228. https://doi.org/10.1152/physrev.00033.2019

Choo, Y. J., Boudier-Revéret, M., & Chang, M. C. (2020). The Essentials of Brain Anatomy for Physiatrists. *American Journal of Physical Medicine & Rehabilitation*, *100*(2), 181–188. https://doi.org/10.1097/phm.0000000000001558

Thau. (2021, October 14). *Anatomy, Central Nervous System*. https://pubmed.ncbi.nlm.nih.gov/31194336/

Ackerman, S. (2022). *Major Structures and Functions of the Brain*. Nih.gov; National Academies Press (US). https://www.ncbi.nlm.nih.gov/books/NBK234157/

Domingos, C., Silva, C. M. da, Antunes, A., Prazeres, P., Esteves, I., & Rosa, A. C. (2021). The Influence of an Alpha Band Neurofeedback Training in Heart Rate Variability in Athletes. *International Journal of Environmental Research and Public Health*, *18*(23), 12579. https://doi.org/10.3390/ijerph182312579

Reis, J., Portugal, A. M., Fernandes, L., Afonso, N., Pereira, M., Sousa, N., & Dias, N. S. (2016). An Alpha and Theta Intensive and Short Neurofeedback Protocol for Healthy Aging Working-Memory Training. *Frontiers in Aging Neuroscience*, *8*. https://doi.org/10.3389/fnagi.2016.00157

Gruzelier, J. (2008). A theory of alpha/theta neurofeedback, creative performance enhancement, long distance functional connectivity and psychological integration. *Cognitive Processing*, *10*(S1), 101–109. https://doi.org/10.1007/s10339-008-0248-5

Fox, D. J., Tharp, D. F., & Fox, L. C. (2005). Neurofeedback: An Alternative and Efficacious Treatment for Attention Deficit Hyperactivity Disorder. *Applied Psychophysiology and Biofeedback*, *30*(4), 365–373. https://doi.org/10.1007/s10484-005-8422-3

Enriquez-Geppert, S., Smit, D., Pimenta, M. G., & Arns, M. (2019). Neurofeedback as a Treatment Intervention in ADHD: Current Evidence and Practice. *Current Psychiatry Reports*, *21*(6). https://doi.org/10.1007/s11920-019-1021-4

Veilahti, A. V. P., Kovarskis, L., & Cowley, B. U. (2021). Neurofeedback Learning Is Skill Acquisition but Does Not Guarantee Treatment Benefit: Continuous-Time Analysis of Learning-Curves From a Clinical Trial for ADHD. *Frontiers in Human Neuroscience*, *15*. https://doi.org/10.3389/fnhum.2021.668780

Schönenberg, M., Wiedemann, E., Schneidt, A., Scheeff, J., Logemann, A., Keune, P. M., & Hautzinger, M. (2017). Neurofeedback, sham neurofeedback, and cognitive-behavioural group therapy in adults with attention-deficit hyperactivity disorder: a triple-blind, randomised, controlled trial. *The Lancet Psychiatry*, *4*(9), 673–684. https://doi.org/10.1016/s2215-0366(17)30291-2

Marzbani, H., Marateb, H., & Mansourian, M. (2016). Methodological Note: Neurofeedback: A Comprehensive Review on System Design, Methodology and Clinical Applications. *Basic and Clinical Neuroscience Journal*, *7*(2). https://doi.org/10.15412/j.bcn.03070208

Phye, G.D. (1997). Assessment of subjective well-being during childhood and adolescence. Handbook of classroom assessment: Learning, achievement, and adjustment. Academic Press.

Danielson, M.L. (2016). Prevalence of Parent-Reported ADHD Diagnosis and Associated Treatment Among U.S. Children and Adolescents (Volume 47.). Journal of Clinical Child & Adolescent Psychology.

Forness, S. R., & Kavale, K. A. (2001). ADHD and a return to the medical model of special education. Education and Treatment of Children (Volume 24.). Journal of Clinical Child and Adolescent Psychology.

Hallowell, E. M., & Ratey, J. J. (1994). Driven to distraction. New York: Pantheon Books.

Mannuzza, S., Klein, R. G., Bessler, A., Malloy, P., & LaPadula, M. (1998). Adult psychiatric status of hyperactive boys grown up. The American Journal of Psychiatry.

Simon, V. Czobor, P. Bálint, S. (2009) revalence and correlates of adult attention-deficit hyperactivity disorder: a meta-analysis. Br J Psychiatry

Antonwksy , A. (1979) Health, stress, and coping : [new perspectives on mental and physical well-being] (1. Volume). Jossey-Bass Inc Pub.

Fromm, E. (2014) Haben oder Sein. Die seelischen Grundlagen einer neuen Gesellschaft. Edition Erich Fromm.

Stangl, W. (Zugriff 2022, 19. April). Emotionale Reaktivität. Online Lexikon für Psychologie und Pädagogik. https://lexikon.stangl.eu/31621/emotionale-reaktivitaet.

Franzkowiak, P. (2018, 13. Juni). Krankheit, Abgerufen, 13.05.2022 https://leitbegriffe.bzga.de/alphabetisches-verzeichnis/krankheit/

Institut für Qualität und Wirtschaftlichkeit im Gesundheitswesen (IQWiG) (2022, 04. Mai). Aufmerksamkeitsdefizit- und Hyperaktivitätsstörung (ADHS) , Abgerufen, 13.05.2022 https://www.gesundheitsinformation.de/aufmerksamkeitsdefizit-und-hyperaktivitaetsstoerung-adhs.html

Dahrendorf, R. (2006). Homo sociologicus: Ein Versuch zur Geschichte, Bedeutung und Kritik der Kategorie der sozialen Rolle (16. Aufl.). VS Verlag für Sozialwissenschaften | Springer Fachmedien Wiesbaden GmbH.

Hartmann, T. (2014). ADHS als Chance begreifen. (Nennen wir es das Edison-Gen): (Nennen wir es das Edion-Gen) (1. Auflage). Schmidt-Römhild.

Warren, M., Saad, N., Arayamparambil C., Anilkumar K. S. (2021, 20. August). Attention Deficit Hyperactivity Disorder, Abgerufen, 18.05.2022 https://www.ncbi.nlm.nih.gov/books/NBK441838/

Eric, M.M, Martha, B. D. (2017, 23. Oktober). Attention-Deficit/Hyperactivity Disorder: A Historical Neuropsychological Perspective, Abgerufen 18.05.2022 https://www.ncbi.nlm.nih.gov/pmc/articles/PMC5724393/

Jose, M-B., Jose M-R. (2015, 22. Dezember). Who says this is a modern disorder? The early history of attention deficit hyperactivity disorder, Abgerufen, 18.05.2022 https://www.ncbi.nlm.nih.gov/pmc/articles/PMC4694551/

Russell, D.W., George D. H., Margaret E. G., (2014, 6. März). Attention Deficit Hyperactivity Disorder and Athletes, Abgerufen 18.05.2022 https://www.ncbi.nlm.nih.gov/pmc/articles/PMC3931335/

Yongtao, X., Xuping G., Yiling S., Xiaotong Z., Mengge C., Li Y., Yuanchun R. (2021, 26. Oktober). Effectiveness of Physical Activity Intervention on ADHD Symptoms: A Systematic Review and Meta-Analysis, Abgerufen 18.05.2022 https://www.ncbi.nlm.nih.gov/pmc/articles/PMC8575983/

Lasse, C., Mikkel M. B., Niels B., Jacob W., Arne A., Jesper Lundbye-Jensen (2019, 12. Juni). Effects of Exercise on Cognitive Performance in Children and Adolescents with ADHD: Potential Mechanisms and Evidence-based Recommendations, abgerufen 19.05.2022 https://www.ncbi.nlm.nih.gov/pmc/articles/PMC6617109/

Attention deficit hyperactivity disorder (ADHD): Overview. (2018). Institute for Quality and Efficiency in Health Care (IQWiG). Balasundaram, P., & Avulakunta, I. D. (2022). Human growth and development. StatPearls Publishing.

Ahn, J., Ahn, H. S., Cheong, J. H., & Dela Peña, I. (2016). Natural product-derived treatments for attention-deficit/hyperactivity disorder: Safety, efficacy, and therapeutic potential of combination therapy. Neural Plasticity, 2016, 1320423. https://doi.org/10.1155/2016/1320423

Neurofeedback München. (o. J.). Praxis für Neurofeedback & Biofeedback. Abgerufen 14. Juli 2022, von https://www.neurofeedback-praxis-muenchen.de/

Impressum

Jean-Maurice Cecilia-Menzel

Schleisheimerstraße 262, 80809, München

Telefon: 089 44135911

E-Mail: info@neurofeeback-praxis-muenchen.de

Berufshaftpflichtversicherung bei

Hiscox SA, Niederlassung für Deutschland

Hauptbevollmächtigter: Robert Dietrich

Arnulfstraße 31

80636 München

Tel.: +49 89 54 58 01 281

zuständiges Finanzamt

Finanzamt München

www.ingramcontent.com/pod-product-compliance
Lightning Source LLC
Chambersburg PA
CBHW030453220526
45464CB00006B/2520